드림치
웰니스북

드림치
웰니스북

| 스플린트 치료편 |

정세현 지음

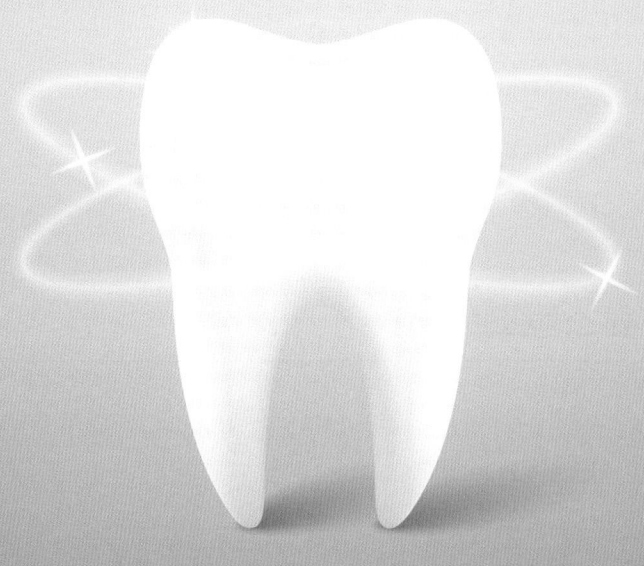

좋은땅

차 례

3부 스플린트 치료 실전 가이드

4부 스플린트와 함께하는 평생 구강 건강 습관

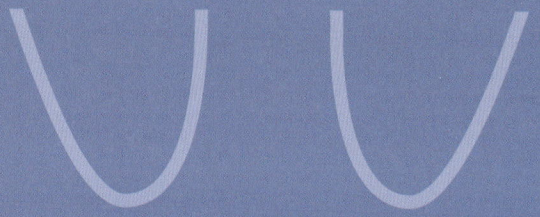

1부

치과 치료가 실패하는 이유:
숨겨진 힘의 비밀

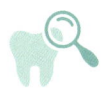

1. 치과는 다녀왔는데 왜 또 아플까?

개원을 하고 환자분들을 치료하다 보면, 치아 문제로 유달리 고생하는 분들을 만나게 됩니다.

"부모님께서 치아 문제로 고생하셨는데, 저도 유전인 것 같아요…"
"치과 치료로만 돈이 왕창 깨졌어요…"
"치료받은 지 얼마 안 됐는데, 다른 쪽이 또 아파요…"

치과 진료실에서 자주 듣는 질문입니다. 환자분께서는 나름대로 꾸준히 구강 건강 관리를 받았다고 생각했는데 어느 날 다시 통증이 생기고, 보철물이 빠지거나 깨지고, 잇몸이 붓기 시작합니다. 치과에서는 치료를 열심히 받았는데 왜 자꾸 문제가 생길까요?

많은 분들이 치과 치료를 하나의 '완료된 사건'으로 생각합니다. 병을 고쳤고, 비용을 지불했고, 통증이 사라졌으니 이제는 끝났다고 느낍니다. 하지만, 치과 치료는 끝나는 것이 아니라 '유지해야 하는 상태'라고 볼 수 있습니다.

치아와 잇몸, 턱관절과 교합은 살아 있는 생체 시스템입니다. 살아 있다는 말은 시간이 흐르며 변화한다는 뜻이고, 그러한 변화는 주기적인 조정과 관리가 필요합니다. 이러한 생체 시스템은 나이, 저작 활동, 이 악물기나 이갈이 같은 무의식적인 습관에 의해서 끊임없이 변합니다.

문제의 대부분은 치료가 부족해서가 아니라, 원인에 대한 생각의 부족에서 비롯됩니다. 충치가 자주 생긴다면 세균 환경과 식습관을 파악해야하고, 치아나 보철물이 빠지거나 깨지면 교합 상태나 이갈이 습관을 점검해야 합니다.

어떻게 치료하는지보다 더 중요한 것은, 왜 치료를 하기까지 상태가 안좋아졌는지를 생각해 봐야 합니다. 원인을 파악하지 않고 곧바로 치료에들어가면, 이전과 똑같은 이유로 치료가 실패하게 됩니다.

치과의사의 역할은 단지 보이는 충치를 파내고, 때우는 사람이 아니라, 치아가 망가진 원인을 진단하고 그 원인을 제거해서 좋은 상태를 오랫동안 유지할 수 있도록 하는 것입니다. 치과 치료의 가치는 '치료가 끝난 날'의 보기 좋은 상태가 아니라, '치료 후 좋은 상태가 유지된 시간의 길이'에서 결정됩니다.

치아가 망가지는 원인은 크게 두 가지로 나눠 볼 수 있습니다. 하나는 세균, 나머지 하나는 힘입니다. 우리가 흔히 알고 있는 충치나 잇몸 질환은 세균에 의해서 발생합니다. 이러한 세균의 문제는 까맣게 썩어 있거나, 잇몸이 붓고 피가 나는 것처럼 비교적 눈에 잘 보이기 때문에 곧바로 충치 치료나 잇몸 치료를 해 줌으로써 대응이 가능합니다. 하지만 힘에 의한 문제, 교합(치아의 맞물림)으로 인한 문제는 세균에 의한 문제보다 서서히 진행되고, 과정이나 결과가 눈으로 보이지 않기 때문에 치료하기가 까다롭습니다. 치과 치료로 계속 고생하시는 분들은 대체로 힘(교합)에 의한 문제를 가지고 있는 경우가 많습니다.

앞으로 치아를 파괴하는 비정상적인 힘(교합력)에 대해 알려 드리고, 이를 예방할 수 있는 스플린트 치료에 대해서 소개를 하려고 합니다. 반복되는 치과 치료로 고통받는 분들에게 조금이나마 도움이 되었으면 좋겠습니다.

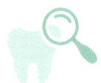

2. 무의식적으로 이를 꽉 무는 순간들

당신의 치아는 지금 힘겨루기 중인가요?

치과 치료의 장기적인 성공을 가로막는 가장 큰 적은 보이지 않는 힘입니다. 특히 치아와 보철물에 가해지는 과도한 힘(교합력)은 우리가 의식하지 못하는 순간에 발생하며, 이를 통틀어 이 악물기(clenching)라고 부릅니다. 이 악물기는 깨어 있는 일상생활 중이나, 잠을 자고 있는 밤중에도 습관적으로 발생합니다.

일반적으로 낮 시간 동안 음식을 씹으면서 턱 근육이 활동하는 시간은 하루 중 15분 정도에 불과합니다. 그러나 이 악물기는 힘의 강도가 비정상적으로 크고, 그 지속시간이 길다는 점에서 치아나 턱관절에 치명적입니다.

- 정상적인 저작(씹기): 최대 10~20kg의 힘.
- 수면 중 무의식적인 이 악물기: 최대 100kg의 힘.

일상생활 중의 주간 이 악물기

나도 모르게 이를 꽉 물고 있는 경험이 있으신가요? 낮 시간 동안의 이 악물기는 현대인의 스트레스와 깊은 연관이 있습니다.

1) 스트레스와 집중의 순간

스트레스를 받거나, 컴퓨터 앞에서 높은 집중력을 요하는 작업을 할 때를 떠올려 보세요. 자신도 모르게 어깨가 움츠러들고, 턱 근육이 딱딱하게 긴장하며 위아래 치아를 꽉 물고 있을 가능성이 높습니다. 업무 후에 턱 주변이 뻐근하거나, 관자놀이 부위에 두통이 느껴지는 것은 턱 근육이 과도하게 사용되어 근육통을 일으킨 것입니다. 이런 힘은 치아 균열, 보철물 탈락, 치과 충전물의 미세한 틈(leakage)을 유발합니다.

2) 운동할 때와 힘을 쓸 때의 작용

무거운 물건을 들거나, 헬스장에서 근력 운동을 할 때, 또는 골프채로 스윙을 하는 순간, 우리는 힘을 모으기 위해 숨을 참고 이를 악물게 됩니다. 이런 행동은 턱 근육의 긴장을 통해 신체의 중심을 잡으려는 무의식적인 행동이지만, 치아에는 엄청난 과부하가 걸리게 됩니다.

Tooth Contact Habit(TCH)

치아 접촉 습관(TCH)이란, 위아래 치아가 습관적으로 닿고 있는 상태를 말합니다. 가볍게 닿고 있는 정도가 무슨 문제냐고 생각할 수 있지만,

편안한 상태에서 치아는 위아래로 1~2mm 정도 서로 떨어져 있어야 턱 근육이 완전히 이완됩니다.

 TCH는 치아가 계속 닿아 있는 것을 뜻하는데, 이런 습관은 턱 근육을 만성적으로 긴장시키고, 피로도를 높입니다. 통증은 없지만 턱 주변이 늘 뻐근하거나, 만성적인 두통이 있다면 TCH를 의심해 봐야 합니다. TCH로 인해 긴장된 턱 근육은 수면 중 이 악물기로 쉽게 전환됩니다.

 TCH나 이 악물기는 직업이나 생활 습관과도 밀접하게 관련되어 있습니다. 특정 자세를 오래 유지하거나, 한쪽에 힘을 집중하는 행동은 턱관절에 불균형을 유발하고, 특정 치아에만 과부하를 줍니다. 예를 들어, 요리사가 도마 위에서 칼질을 하거나, 무거운 냄비를 들 때 TCH가 생깁니다.
 반복적인 칼질은 한쪽 어깨와 턱 근육을 지속적으로 긴장시켜서 턱관절에 무리를 줍니다. 운전 및 사무직도 장시간 고정된 자세로 집중하거나, 업무 중 스트레스를 받을 때 무의식적으로 이를 악물고 일하는 경우가 많습니다. 지팡이 또는 목발을 사용하게 되면, 짚는 쪽으로 몸의 무게 중심이 이동하고, 이에 따라 한쪽 턱 근육이 더 강하게 수축하는 현상이 나타납니다. 이때에도 TCH로 인해 턱 근육이 긴장하게 됩니다.

밤의 침묵 속 파괴, 야간 이갈이와 이 악물기

 수면 중 발생하는 이갈이와 이 악물기는 무의식중에 일어나기 때문에 낮에 비해 훨씬 강력하고 오래 지속됩니다. 연구에 따르면, 최대 100kg

의 힘이 장시간 지속되며, 이 힘은 치아의 가장 바깥 부분인 법랑질과 보철물에 지속적인 마모와 파괴를 일으킵니다. 턱 근육이 무의식 중에 최대로 수축하게 되면 치아뿐만 아니라 턱관절에까지 힘이 가해지기 시작합니다. 과도한 힘은 턱관절 내부의 디스크(관절 원판)에 무리를 주게 되고, 디스크가 손상되거나 제자리를 벗어나면턱을 움직일 때나 입을 벌리고 닫을 때, 딱딱 소리가 나고 통증이 발생합니다. 턱관절이 불안정해지면 치아의 맞물림(교합)이 틀어지고, 교합간섭으로 치아가 닳으면 턱관절에 또 무리가 가는 악순환이 이어지게 됩니다. 깨어 있을 때의 습관(주간 이 악물기)은 의식적인 노력으로 줄일 수 있지만, 수면 중의 파괴적인 힘(야간 이갈이와 이 악물기)는 스플린트라는 물리적 장치로 보호할 수 있습니다. 스플린트는 치아가 파괴적인 힘을 받지 않고, 턱관절이 편안한 위치에서 쉴 수 있도록 설계된 교합 안정 장치입니다.

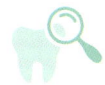

3. 당신의 턱은 밤새도록 일하고 있다

대부분의 치과 치료는 충치나 치주 질환(잇몸병)이라는 '세균과의 전쟁'에 초점을 맞추게 됩니다. 하지만 치과 치료의 실패와 재발을 부르는 치명적인 원인은 치아에 가해지는 과도한 기계적 스트레스, 즉 힘(Force)입니다.

일반적으로 우리가 음식을 씹을 때 발생하는 힘은 10~15kg입니다. 치아와 턱관절은 이정도의 힘은 잘 견딜 수 있도록 설계되어 있습니다. 그러나 수면 중에 무의식적으로 이를 악물거나 가는(이갈이) 행위는 이러한 힘을 7~8배까지 증가시킵니다.

여러분의 턱은 무려 100kg에 달하는 압력을 치아와 턱관절에 가하고 있는 셈입니다. 이러한 압력은 치아의 가장 단단한 부분인 법랑질을 마모시키고, 균열을 일으키며, 보철물 또한 파괴시킵니다.

파괴력의 근원지: 수직력과 수평력

치아와 보철물을 무너뜨리는 힘은 크게 두 가지 형태로 나타납니다.

1) 수직력: 이 악물기

수직력은 위아래 치아가 강하게 맞닿아 수직으로 내리누르는 힘입니다. 잠을 잘 때뿐만 아니라, 스트레스 상황이나 집중할 때, 혹은 운동할 때 이를 꽉 무는 습관에서 발생합니다.

2) 수평력: 이갈이

수평력은 보통 잠을 자는 동안에 치아를 좌우로 갈아 대는 마찰력입니다. 치아의 씹는 면이 편평하게 마모되거나, 치아의 목 부분이 V자 모양으로 깊게 패이는 것도 모두 수평력 때문입니다. 이갈이를 방치하는 경우 치아가 짧아지고, 마모된 부위 때문에 차가운 것에 시린 증상이 나타납니다.

이러한 힘의 파괴력이 심한 경우, 치아뿐만 아니라 턱관절까지 문제를 일으키게 됩니다.

충치를 잘 치료했더라도 힘을 통제하지 못하면, 여러분은 끊임없이 재치료와 통증의 악순환에 시달리게 됩니다. 힘을 분산시키고, 턱관절과 근육을 안정시키는 것이 바로 스플린트 장치의 핵심 역할입니다.

통증의 악순환: 불안정한 턱 위치와 근육의 긴장

턱관절은 신체에서 가장 많이 움직이는 관절입니다. 턱관절 디스크는 씹을 때 걸리는 턱관절의 충격을 흡수하면서 안정적인 움직임을 돕는 역할을 합니다. 과도한 힘이나 잘못된 교합(치아 맞물림)이 지속되면, 디스크가 제 위치를 벗어나게 됩니다.

1) 디스크 이탈: 입을 벌리거나 다물 때 딱딱 또는 덜그럭 소리가 납니다.
2) 근육 과부하: 턱은 디스크가 빠진 상태에서도 기능을 유지하려고 주변 근육을 과도하게 사용합니다.
3) 통증 확산: 긴장된 턱 근육은 편두통, 뒷목 통증, 어깨 결림 등을 유발합니다.
4) 치아 파괴: 턱의 불안정은 교합(치아 맞물림)을 틀어지게 만들고, 특정 치아에 힘을 집중시키면서 치아나 보철물이 파괴됩니다.

치과 치료는 집을 짓는 것과 같습니다. 튼튼하게 지은 집도 지진(파괴적인 힘)이 발생하면 무너집니다. 스플린트 장치는 지진에 대비하는 내진 설계라고 볼 수 있습니다.

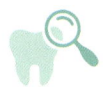

4. 나도 이를 꽉 무는 습관이 있을까?

환자분께 "혹시 밤에 자다가 이를 가는 것을 느껴 본 적 있나요?" 또는 "이를 꽉 무는 것을 느껴 보셨나요?"라고 물으면 열에 아홉은 "저는 입을 벌리고 자요"라고 말합니다. 이것은 환자분이 거짓말을 하는 것이 아니라, 잠든 사이 자신의 행동을 인지하지 못하기 때문입니다.

몸이 말해 주는 증거들

여러분이 이갈이나 이 악물기를 안 한다고 믿어도 괜찮습니다. 다만, 여러분의 치아와 턱은 이미 그 습관의 결과들을 기록하고 있습니다. 치과에서 문진이나 구강 검사, 엑스레이를 통해 발견되는 증거들을 알려 드리겠습니다.

1) 치아의 흔적: 마모 패턴

정상 치아는 둥근 형태를 유지하고, 씹는 면에는 미세한 요철이 있습니다. 이갈이 습관이 있는 치아는 마치 사포로 갈아낸 것처럼 매끄럽게 닳아 있습니다. 특히 앞니 끝부분이나 송곳니가 비정상적으로 평평해진 것은 수평적인 이갈이의 증거입니다.

2) 구강 내 흔적: 골융기(Torus)

장기간 강한 이 악물기나 이갈이 습관이 지속되면, 그 힘에 저항하기 위해 우리 몸은 뼈를 더 단단하게 만듭니다. 아래턱 혀 쪽이나 위턱 입천장 중앙부에 돌출된 뼈의 덩어리(골융기)가 발견됩니다. 이러한 골융기는 치아에 가해지는 압력을 분산시키기 위해 턱뼈가 스스로 만들어 낸 방어벽입니다. 골융기가 크다면, 여러분의 치아는 수년간 매우 강력하고 만성적인 힘에 시달려 왔다는 증거입니다.

3) 볼 안쪽의 흔적: 교근 압흔선(Linea Alba)

밤새 이를 꽉 물면, 턱 근육(교근)은 강하게 수축하고, 치아는 볼 안쪽 살을 압박합니다. 압흔선은 볼 안쪽 살에 위아래 치아의 경계와 일치하는 하얀 선(압흔)이 길게 발견됩니다. 이 선은 수면 중에 볼을 깨물어 생긴 상처가 아니라, 강한 이 악물기가 볼 점막에 남긴 흔적입니다.

4) 엑스레이의 흔적: 치아 주위 인대의 확장, 교근 부착 부위 발달

엑스레이에서 치아와 잇몸 뼈 사이의 공간(치주인대 공간)이 정상보다 넓게 확장되어 있다면 이는 치아에 반복적인 과도한 힘이 가해져 인대가 늘어났거나 손상되었다는 증거입니다. 인대가 늘어나면 치아는 미세하게 흔들리거나 통증을 유발합니다. 턱 근육(교근)이 강하게 수축하는 것을 반복하다 보면, 근육이 붙어 있는 뼈가 발달하게 되는데 엑스레이 사진에서 교근의 부착 부위가 울퉁불퉁하고 각이 지게 보입니다.

인정하는 순간, 치료는 시작됩니다

이갈이와 이 악물기는 환자의 기억이 아닌, 몸의 기록을 통해 알 수 있습니다. 여러분이 밤새 입을 벌리고 잠을 자는 것과 상관없이 위에서 말씀드린 흔적 중 하나라도 있다면, 힘의 문제를 가지고 있습니다.

힘의 문제를 인지하면 힘을 통제하는 치료를 적극적으로 수용할 수 있습니다. 만성 두통이나 원인 모를 턱 통증, 어깨 결림 등이 이 악물기 습관에서 비롯된 것임을 알게 되면, 약물 치료가 아닌 근본적인 스플린트 치료로 방향을 전환할 수 있습니다. 여러분의 몸이 이미 이갈이와 이 악물기를 기록하고 있다면, 이제 그 파괴력을 차단해야 할 때입니다.

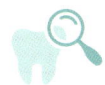

5. 치아와 턱관절, 두통까지 연결된 힘의 삼각관계

대부분의 치과 치료는 치아 자체에 초점을 맞추게 됩니다. 충치, 보철, 임플란트 모두 치아 측면에서 진행되는 치료들입니다. 하지만 치아는 혼자 존재하는 것이 아니고, 인체에서 가장 복잡하고 강력한 움직임을 관장하는 턱관절(TMJ, Temporomandibular Joint)이라는 거대한 시스템의 일부입니다.

우리가 앞서 이야기했던 이갈이와 이 악물기 같은 파괴적인 힘은 치아를 마모시키고 보철물을 깨뜨리는 데 그치지 않습니다. 이 힘은 턱관절 주변의 근육에 과부하를 일으키며, 결국 만성적인 두통, 목 통증, 어깨 결림이라는 전신 증상으로 증폭됩니다. 이것이 바로 치아, 턱관절, 두통을 잇는 힘의 삼각관계입니다.

턱관절 주변 근육의 과부하

턱관절 주변에는 저작(씹는 행위)을 담당하는 강력한 근육들이 있습니다. 특히 귀 앞쪽에 위치한 교근(Masseter)과 관자놀이에 위치한 측두근 (Temporalis)은 우리가 이를 꽉 물 때 엄청난 힘을 발휘합니다.

1) 근육의 피로와 과긴장

치아가 맞닿지 않을 때 턱 근육은 이완됩니다. 무의식적인 이 악물기가 지속되면, 턱 근육들은 쉬지 못하고 계속 운동하게 되면서 과로하게 됩니다. 그 결과, 근육에 젖산과 피로 물질이 쌓여 뭉치고, 굳어집니다. 환자는 아침에 일어났을 때 턱 주변이 뻐근하고 쑤시는 근육통을 느끼게 되는데 이것이 바로 턱관절 통증의 시작입니다.

2) 통증의 확산: 근막 통증 증후군

턱 근육의 긴장은 그 부위에만 머무르지 않습니다. 우리 몸의 근육과 근육을 덮는 막(근막)은 서로 연결되어 있습니다. 턱 근육의 과긴장은 연결된 근막을 타고 통증을 연쇄적으로 전이시킵니다. 측두근(관자놀이 근육)이 긴장되면 통증이 머리 측면과 이마로 퍼져 긴장성 두통을 유발합니다. 턱 근육의 불균형이 경추(목뼈) 주변의 근육까지 긴장시키면, 목덜미가 뻣뻣하고 어깨가 짓눌리는 듯한 통증이 발생합니다.

턱관절 자체의 문제: 디스크의 이탈과 퇴행성 관절염

치아에 가해지는 힘이 턱 근육뿐만 아니라 턱관절 자체에 문제를 일으킬 수 있습니다. 턱관절 내부에는 충격을 흡수하고 관절을 보호하는 관절 원판(Disc)이라는 연골 조직이 있습니다.

1) 힘에 의한 디스크 변형과 손상

이 악물기와 이갈이로 인한 강력한 압력과 비틀림은 턱관절에 반복적인 충격을 가합니다. 이 충격은 디스크를 제자리에서 밀어내거나 닳게 만듭니다. 턱을 벌리거나 움직일 때 '딱', '덜그럭' 하는 소리가 나는 것은 디스크가 제자리를 벗어나면서 나는 소리입니다. 디스크가 제 기능을 못 하면 아래턱 뼈가 위턱 뼈 사이 공간을 비정상적으로 움직이며 염증과 퇴행성 변화를 일으킵니다.

2) 불안정한 턱관절은 교합을 망가뜨린다

턱관절의 위치가 불안정해지면, 치아는 턱이 틀어진 상태에서 맞물리게 됩니다. 틀어진 교합은 특정 치아에만 과도한 힘을 집중시키고, 이는 크라운 파손, 임플란트 나사 풀림, 치아 마모 등을 가속화합니다. 결국, 턱관절의 문제는 치과 치료의 재발을 일으키는 원인이 됩니다.

스플린트: 삼각관계를 해체하는 해법

턱관절, 치아, 두통이라는 힘의 삼각관계를 끊기 위해서는 힘의 균형을 되찾아 주는 치료가 필요합니다. 약물치료는 일시적으로 근육 통증을 완화할 뿐, 턱관절을 안정시키거나 치아에 가해지는 압력을 줄이지 못합니다. 스플린트는 단순한 장치가 아니라, 턱관절과 치아 시스템 전체에 휴식과 균형을 제공하는 플랫폼입니다.

만약 여러분이 만성 두통이나 목 통증을 겪고 있으면서, 치아 문제로 고생하고 있다면 턱관절의 힘 불균형에서 비롯되었을 가능성이 매우 높습니다. 더 이상 깨진 치아만 보지 말고, 근육과 턱관절을 체크해 보세요. 턱관절과 주변 근육의 안정이 곧 치아의 수명이며, 당신의 만성 통증을 해결하는 열쇠가 됩니다.

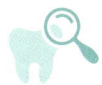

6. 크라운이 깨지고, 임플란트가 흔들리는 이유

치과 재료의 강도에 대한 일반적인 오해

치과 치료를 받을 때 대부분의 환자들은 재료의 강도를 중요하게 생각합니다.

"도자기(세라믹)는 금보다 잘 깨지지 않나요?"
"임플란트는 단단해서 괜찮지 않나요?"

하지만 실제 구강 환경에서 재료 자체의 강도보다는, 그 재료가 받는 힘(부하)의 양상이 더욱 중요합니다. 만약, 치아를 때우거나 씌웠는데 다시 깨진다면 이것은 재료가 약해서가 아니라, 그 부위에 비정상적인 힘이 집중되었기 때문입니다.

어금니를 금으로 단단하게 씌워도 시간이 지나면 힘에 의해 마모가 생깁니다.

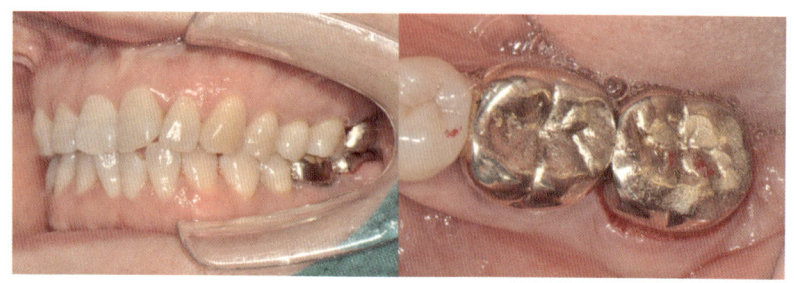

치료 실패를 유발하는 비정상적인 힘

치아나 보철물에 힘이 가해지면, 그 아래 치아를 잡아 주는 잇몸뼈까지 힘이 전달됩니다. 치아 뿌리까지 반복적으로 가해지는 지속적이고 국소적인 과부하가 문제를 일으킵니다. 레진(치아 색으로 때우는 재료)이나 도자기(세라믹)로 치료한 치아에 과도한 힘이 가해지면 깨지는 것도 문제이지만, 깨지기 전에 치료한 부위 아래에서 여러 문제들이 발생합니다.

보철물은 자연 치아와 항상 경계면을 가지고 있습니다. 이런 경계부분에 과도한 힘이 가해지면 보철물이 뒤틀리면서 틈이 생기고, 그 틈으로 수많은 세균이 침투하여 2차 충치를 유발합니다.

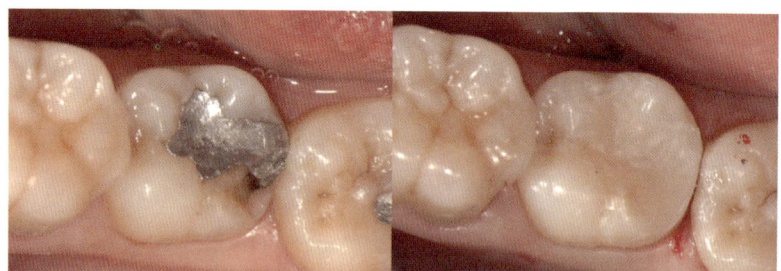

아말감으로 때운 치아 주위로 2차 충치가 발생하여 레진으로 다시 치료한 증례

임플란트는 티타늄 기둥이 뼈에 단단히 박혀 있어야 제 기능을 할 수 있습니다. 하지만 이갈이나 이 악물기처럼 수평, 수직적인 과부하가 반복되면 다음과 같은 현상이 발생합니다.

1) 나사 풀림 현상

임플란트 상부 보철물과 티타늄 기둥을 연결하는 작은 나사에 반복적인 힘이 가해지면 느슨해집니다. 미세한 틈이 생기게 되고, 입안의 세균이 그 틈으로 침투하여 임플란트 주위 염증을 유발합니다.

2) 과도한 골 흡수

임플란트 주변의 뼈는 자연치아처럼 힘을 분산하는 치주인대 구조가 없습니다. 그래서 과도한 힘이 발생하면 힘이 분산되지 않고, 뼈에 직접 하중이 전달됩니다. 이런 과도한 힘은 임플란트 주변의 뼈 흡수를 유발해서 결국 흔들리게 만듭니다.

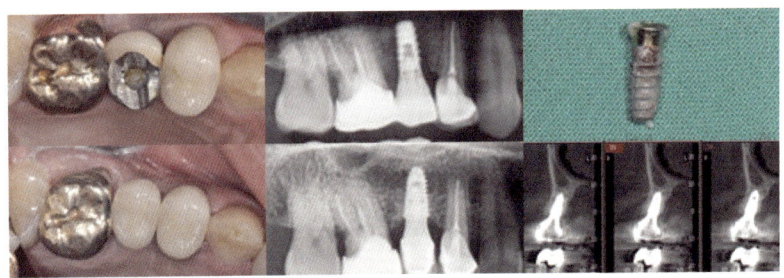

과부하로 흔들리는 임플란트를 제거하고 다시 치료한 증례

재료의 강도보다 중요한 것은 원인 파악

자연치아는 잇몸뼈와 치주인대가 있어서 과도한 힘을 받았을 때 미세한 움직임과 탄성을 가집니다. 이런 탄성이 갑작스러운 충격을 흡수해 줍니다. 신경치료를 한 치아는 이런 탄성력이 떨어지고, 임플란트는 치주인대가 없기 때문에 탄성이 없습니다. 티타늄으로 이루어진 임플란트 뿌리는 매우 강하지만, 이런 탄성 쿠션이 없다는 것은 치명적인 약점입니다. 여기에 강한 이갈이 힘이 가해지면, 보철물 자체의 한계를 넘어 파손되거나, 뼈에 직접적인 손상으로 이어집니다.

따라서, 재료의 강도를 높이는 것(더 단단한 재료 선택)만으로는 문제를 해결할 수 없습니다. 파괴적인 힘이 잘 분산될 수 있는 구강 환경을 만들어 주는 것이 치과 치료를 오래가게 하는 방법입니다.

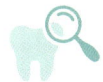

7. 치아를 덮어씌웠는데 냄새가 난다면?

크라운, 세균을 막는 방패인가, 세균의 숨겨진 통로인가?

충치가 넓거나, 신경치료 후 치아를 씌워야 할 때 우리는 크라운이라는 단단한 보철물로 치아를 덮습니다. 크라운 가격은 개당 수십만 원에서 수백만 원을 호가하기도 하며, 치아를 영원히 보호해 줄 완벽한 방패처럼 여겨집니다. 하지만, 완벽해 보이는 보철물 아래에서 소리 없이 진행되는 파괴적인 문제들이 있습니다.

크라운을 씌웠는데, 잇몸에서 불쾌한 냄새가 나거나 씹을 때마다 묵직하게 흔들리는 느낌이 든다면 이는 단순히 보철물 자체의 문제가 아닙니다. 잠을 자는 동안, 무의식 중에 이갈이, 이 악물기 같은 습관으로 엄청난 씹는 힘이 크라운과 치아 사이의 밀봉을 파괴하기 때문입니다.

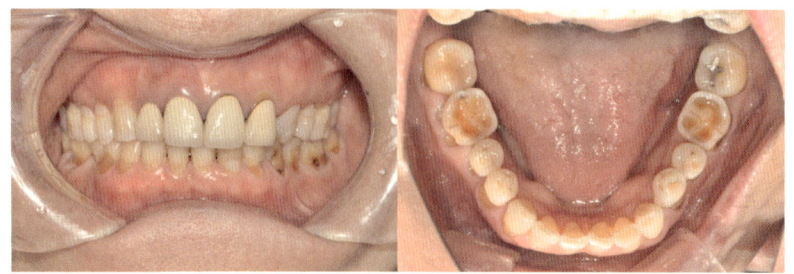

　50대 여성 환자분께서 10년 전 앞니 크라운 치료를 받으셨는데, 시간이 지나면서 불쾌한 냄새가 나고, 잇몸이 계속 부어서 찾아오셨습니다.

　앞니 보철물의 틈이 벌어져 있고, 주변의 잇몸이 붉게 부어 있습니다. 처음 보철물이 들어갔을 때에는 이런 상태는 아니었을 겁니다. 어금니의 상태를 보면, 양쪽 어금니가 굉장히 많이 마모가 되어 있습니다. 오징어와 땅콩을 많이 씹어서 그런 것이라면, 모든 치아가 전반적으로 마모되었을 텐데 첫 번째 어금니만 유독 마모가 심합니다. 그리고 치아의 목 부분이 전체적으로 패인 것을 볼 수 있습니다.

　크라운의 냄새와 잇몸 염증은 세균 때문에 발생하겠지만, 근본적인 원인으로는 과도한 힘이 치아에 걸리면서 어금니가 마모되고, 씹을 때 걸리는 힘들이 앞니 보철물에까지 전달되면서 크라운과 치아의 미세한 틈으로 세균이 들어가게 되었다고 볼 수 있습니다.

　앞니에 과도한 힘이 걸리지 않도록 어금니의 형태를 디자인하고, 어금니를 보호할 수 있는 앞니의 형태도 디자인합니다. 미리 디자인한 형태로 잠정 보철물(프로비저널 크라운)을 제작해서 환자의 입안에서 잘 유지되는지 평가합니다.

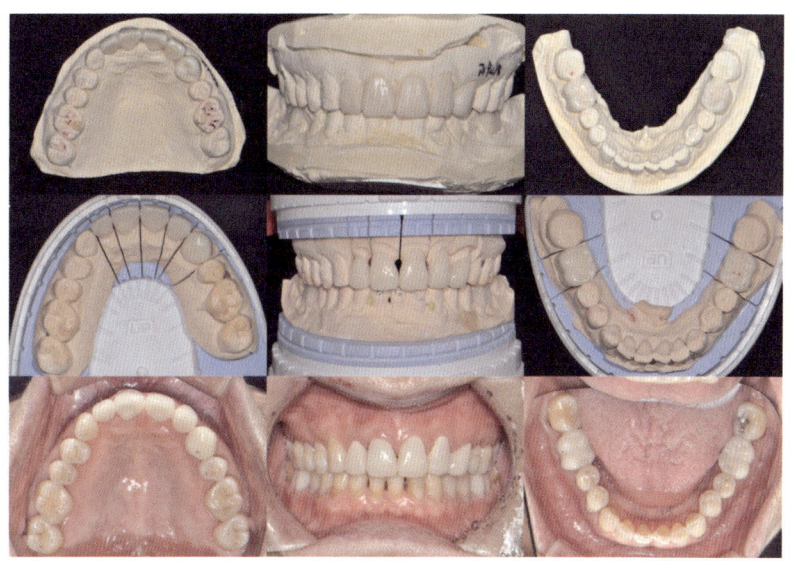

　냄새가 난다는 것은 단순히 구취의 문제가 아닙니다. 그것은 보철물의 밀봉 실패를 알리는 적신호이며, 이 상태를 방치하면 결국 치아를 지지하는 잇몸뼈가 녹거나, 보철물 내부의 치아가 썩게 됩니다. 치아에 걸리는 힘을 어금니와 함께 잘 분산시켜 주고, 앞니 잠정 보철물의 미세한 틈을 하나씩 수정하면서 밀봉을 잘해 주면 잇몸은 자연스럽게 치유되기 시작합니다.

　크라운 치료의 완성은 강하고 값비싼 재료를 사용하는 것이 아니라, 그 재료가 파괴적인 힘으로부터 보호받을 수 있는 환경을 구축하는 것입니다. 크라운이 냄새 나고 흔들린다고 해서 보철물을 교체만 하는 것은 '덮개'만 바꾸는 행위에 불과합니다. 새로운 크라운도 똑같이 힘의 공격을 받아 미세하게 손상되고, 틈이 생기며, 다시 냄새 나고 흔들리게 됩니다.

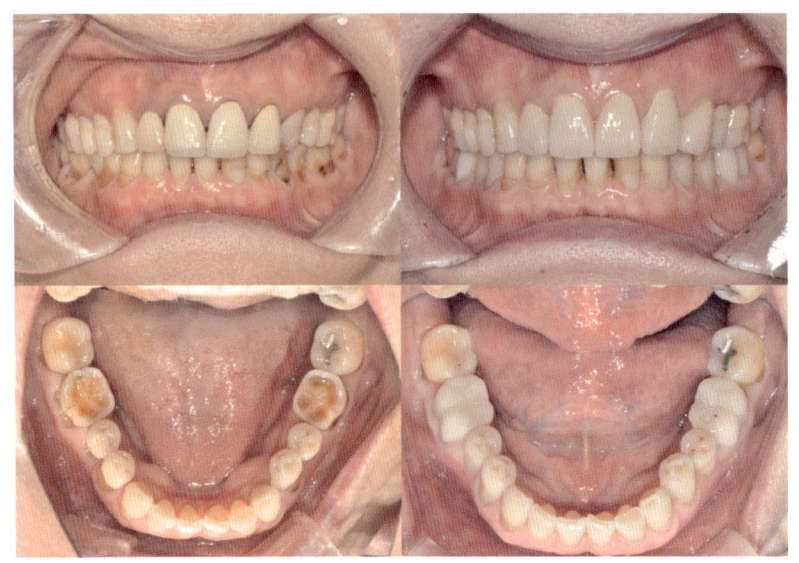

치아와 보철물을 장기적으로 보호하고, 냄새와 흔들림을 예방할 수 있는 방법은 힘의 균형을 회복하는 것입니다. 스플린트를 착용하면 턱 근육의 긴장을 해소하고, 특정 치아에만 힘이 쏠리는 현상을 방지할 수 있습니다.

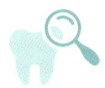

8. 신경치료 했는데 다시 아픈 이유

　극심한 치통으로 고통받아 보신 적이 있으신가요? 잠을 제대로 잘 수 없을 정도의 치통은 보통 치아 내부의 신경까지 세균이 감염되었을 때 발생합니다. 저희 치과의 진료 철학인 "Dentistry is a work of love"의 유래는 세심한 치과 치료로 극심한 통증에서 해방되었을 때의 기쁨을 표현하는 말입니다.

　신경치료는 치아 내부의 감염된 신경조직과 세균을 소독하고, 신경이 있던 공간을 치과 재료로 밀봉하는 것입니다.

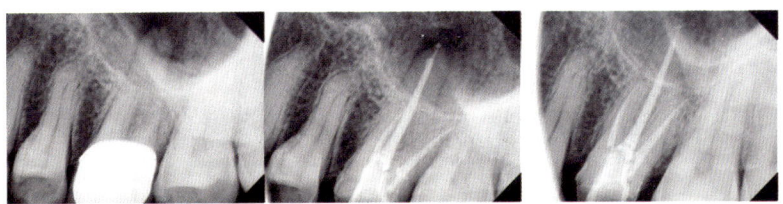

크라운 씌운 치아가 아파서 내원하심, 신경치료 후 통증 해소

신경치료를 성공적으로 받았다면, 환자분들은 치료받은 치아가 앞으로 아프지 않을 것이라고 생각합니다. 하지만 여러 가지 원인으로 인해서 뿌리 끝 염증이 재발할 수 있습니다.

숨겨진 뿌리관의 존재

치아 뿌리 내부 구조는 단순한 하나의 관이 아닙니다. 특히, 어금니의 경우, 뿌리관이 매우 가늘고 구불구불하며 여러 갈래로 나뉘거나, 주된 관에서 곁가지로 빠져나가는 구조를 가집니다. 방사선 사진으로는 보이지 않는 미세한 곁가지 관에 남아 있던 세균이 염증을 유발합니다.

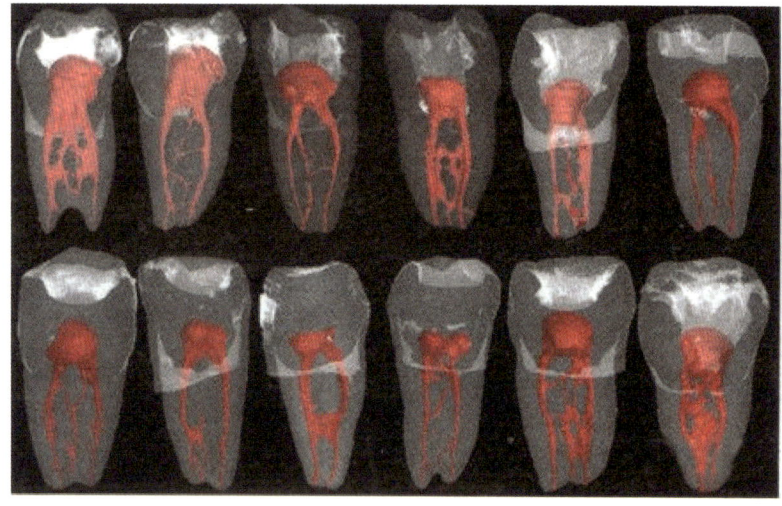

다양한 신경 뿌리관의 모습(빨간색)

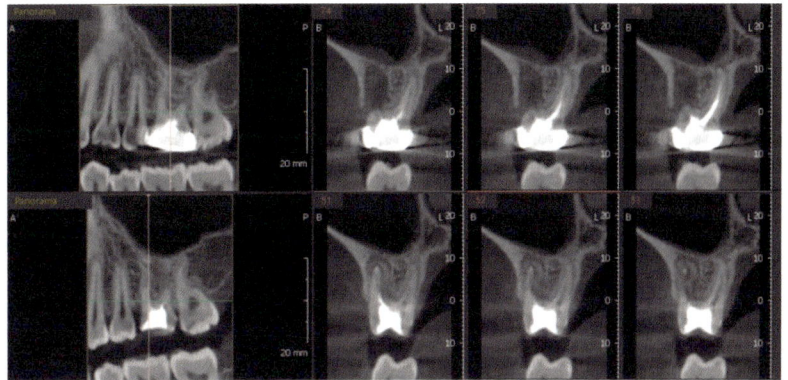

숨겨진 뿌리관을 찾아 소독해 주면 뿌리 끝 염증이 가라앉는 모습

치아 내부 밀봉(Sealing)의 문제

신경치료의 성공은 세균의 제거(무균 상태)와 더불어, 얼마나 내부를 밀봉(Sealing)했는지에 달려 있습니다. 뿌리관 내부를 깨끗하게 청소했더라도, 그 위에 씌운 보철물이나 충전재는 힘을 받았을 때 틈이 생깁니다. 밀봉이 제대로 되지 않으면, 그 틈으로 세균이 다시 침투하여 염증을 일으킵니다.

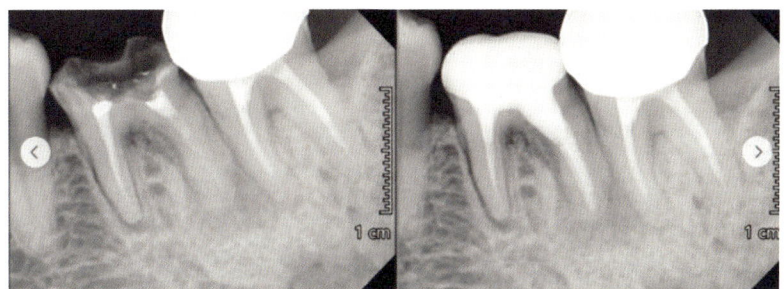

힘을 견디지 못하고 파절된 치아를 재신경치료한 증례

신경치료 후 크라운은 흔히 지르코니아나 금과 같은 고강도 재료로 씌우게 됩니다. 이런 재료들은 치아보다 강하지만, 그 강도가 오히려 독이 될 수 있습니다. 자연 치아는 씹을 때 약간의 탄성을 가져서 힘을 분산시킬 수 있지만, 단단한 지르코니아 크라운은 힘을 흡수하지 않고, 그대로 치아 뿌리에 그 힘을 전달합니다. 크라운은 멀쩡한데, 씹을 때 욱신거리는 통증은 힘에 의해 보철물 아래에서 일어나는 문제입니다.

신경치료된 치아는 외부의 기계적 힘으로부터 보호가 필요합니다. 스플린트를 착용하면 치아에 가해지는 비정상적인 힘의 총량을 줄일 수 있고, 보철물에 가해지는 수직/수평력이 분산될 수 있습니다.

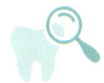

9. 멀쩡해 보이는 치아 속 시한폭탄, 균열(Crack)

통증의 미스터리, 엑스레이로도 보이지 않는 원인

치과를 찾는 환자 중에서 통증의 원인 파악이 어려운 케이스들이 있습니다.

"가만히 있을 땐 괜찮은데, 씹을 때 찌릿하게 아파요"

뜨거운 것, 찬 것에 아프지도 않고, 가만히 있을 때는 아프지 않습니다. 문제는 일반적인 엑스레이 검사나 육안 검사로 충치가 보이지 않는데, 치아가 아픈 원인을 명확히 찾기 어려운 경우입니다.

이런 통증의 원인은 대부분 치아 내부에 숨겨진 균열(Crack) 때문입니다. 균열은 치아 표면에서 시작하여 내부 신경관으로 진행되는 미세한 금을 말합니다. 마치 유리창에 생긴 작은 실금처럼, 평소에는 멀쩡해 보이지만 외부에서 압력이 가해지면 치아 내부의 신경을 자극하여 통증이 발생합니다. 균열은 눈으로는 잘 보이지 않는 곳에서 진행됩니다.

치아에 균열이 생기는 이유

균열은 주로 치아에 가해지는 반복적인 힘에 의해 발생합니다. 이는 피로 파괴(Fatigue Failure)의 개념과 같습니다. 아무리 단단한 금속이라도 지속적으로 힘을 가하면 결국 부러지듯 사람의 치아도 반복적인 스트레스에 균열이 생깁니다.

1) 이갈이와 이 악물기

- 이갈이(수평력): 치아를 좌우로 갈아 댈 때 발생하는 비틀림 힘은 치아 구조를 뒤흔들고, 치아에 보철물(아말감, 레진)이 있는 경계 부위에서 균열을 시작하게 합니다.
- 이 악물기(수직력): 잠든 밤이나 스트레스 상황에서 수십 킬로그램의 압력이 치아의 중앙을 수직으로 내리누를 때 발생합니다. 이 힘은 치아 표면에 압축 응력을 일으켜 수직 방향으로 미세한 균열을 만들고, 균열이 신경 쪽으로 깊숙이 진행됩니다.

2) 약해진 치아 구조: 보철물과 균열의 관계

균열은 치료를 받았던 치아에서 발생할 위험이 훨씬 높습니다.

- 충전물의 쐐기 효과: 이전에 아말감이나 레진 등의 충전 치료를 받은 치아는 이미 자연 치질이 상당 부분 제거되어 약해져 있습니다. 여기에 외부의 힘이 가해지면, 충전물 자체가 쐐기처럼 작용하여 남은 치

아 벽을 바깥으로 밀어내거나 쪼개는 힘을 발생시킵니다.

- 신경치료된 치아의 취약성: 신경치료를 받은 치아는 수분 공급이 끊겨 마치 마른 나뭇가지처럼 탄성을 잃고 부서지기 쉽습니다. 이러한 치아에 이 악물기 힘이 가해지면, 균열은 더욱 빠르게 뿌리 끝까지 진행되어 치아를 통째로 쪼개 버리는(수직 치근 파절) 치명적인 상황을 초래합니다.

균열, 치아 속 시한폭탄

균열이 단순한 통증을 넘어, 치아의 생명을 위협하는 시한폭탄인 이유는 다음과 같습니다.

1) 초기 진단의 어려움

균열은 뼈에 틈이 생기는 파절(Fracture)과 달리, 치아 내부의 미세한 금입니다. 엑스레이는 치아의 뿌리와 뼈의 상태를 잘 보여 주지만, 초기 균열은 엑스레이에 거의 잡히지 않습니다. 치과 의사가 현미경, 특수 염색액, 광투과 장치 등으로 면밀히 검사해야만 확인할 수 있습니다. 이로 인해 환자들은 통증의 원인을 찾지 못한 채 시간을 보내며 균열을 악화시키는 경우가 많습니다.

2) 통증의 변동성: 감염의 시작

균열이 생기면 씹을 때마다 틈이 벌어졌다가 닫힙니다. 이때 틈 속으로 침투한 세균과 독소가 신경에 자극을 주어 날카로운 통증을 유발합니다.

시간이 지나 균열이 깊어지면 신경이 염증으로 죽게 되고 통증이 사라지기도 합니다. 이는 감염이 뿌리 끝으로 진행되기 시작했다는 더 심각한 신호입니다.

3) 발치만이 남는 최종 결말

균열의 가장 무서운 결말은 '수직 치근 파절(Vertical Root Fracture)'입니다. 균열이 치아 뿌리까지 깊숙이 진행되어 치아를 세로로 완전히 쪼개 버리는 것입니다. 이렇게 되면 치아를 살릴 수 있는 방법은 사실상 없습니다. 발치 후에 브릿지 보철 치료나 임플란트 치료로 이어지게 됩니다.

균열을 방지하는 스플린트

균열은 힘의 문제에서 시작됩니다. 균열의 진행을 막고 치아의 생명을 구하는 방법은 치아에 가해지는 비정상적인 힘을 줄여 주는 것입니다.

스플린트를 착용하면 밤새 치아에 가해지는 이 악물기 압력이 흡수 및 분산됩니다. 균열을 깊어지게 만드는 힘의 공격을 차단함으로써, 균열의 확산 속도를 늦추거나 멈출 수 있습니다. 이는 균열이 신경에 도달하기 전까지 시간을 벌어 주고, 치아를 살릴 수 있게 해 줍니다.

만약 균열이 심해 크라운 치료가 필요하다면, 크라운을 씌우기 전과 후 모두 스플린트 착용이 필요합니다. 스플린트 없이 크라운만 씌우는 것은 균열을 '감싸는' 행위일 뿐, 균열을 유발하는 힘 자체를 치료하지는 못합니다.

결론적으로, 멀쩡해 보이는 치아가 씹을 때만 찌릿한 통증을 유발한다면, 여러분의 치아에는 이미 '균열'이라는 시한폭탄이 작동하고 있을 확률이 높습니다. 이러한 균열은 무의식적인 이 악물기나 이갈이, 치아 접촉 습관 등이 만든 결과물입니다. 균열로 인해 치과 치료를 받으셨다면, 스플린트 치료는 선택이 아닌 필수입니다.

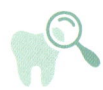

10. 잇몸이 내려가고, 치아가 패여 있다면?

치과를 방문하는 환자분들이 "이가 시려요", "잇몸이 내려갔어요", "치아 목 부분이 패여 있어요"라는 증상을 호소하는 경우가 많습니다. 일반적으로 그 원인을 잘못된 칫솔질 습관이나 나이 때문이라고 단정짓곤 합니다. 하지만 이는 겉으로 드러난 현상만 보고, 근본적인 원인을 놓치는 오해들입니다.

잇몸이 내려가고, 치아 목 부분이 패이는 현상은 칫솔질 습관 때문이 아니라 치아에 걸리는 과도한 힘의 문제로, 보통 이갈이와 이 악물기 때문일 가능성이 높습니다. 문제의 원인을 힘의 문제로 인식하지 못하면, 아무리 부드러운 칫솔로 바꾸고 시린 이 전용 치약을 사용해도 증상은 계속 악화될 수밖에 없습니다.

잇몸 퇴축, 뼈를 괴롭히는 힘의 압박

잇몸이 내려앉는 잇몸 퇴축(Gingival Recession)은 노화나 세균뿐만 아니라 과도한 힘과 밀접하게 연관됩니다.

1) 뼈 흡수와 잇몸 퇴축

치아가 이 악물기로 인한 비정상적인 힘을 지속적으로 받을 경우, 치아를 지지하는 잇몸뼈(치조골)에 스트레스가 누적됩니다. 뼈는 이러한 과도한 스트레스를 '이물질'로 인식하여 스스로 녹이는 반응을 보일 수 있습니다. 힘이 집중된 부위의 잇몸뼈가 미세하게 녹아내리고, 뼈 위를 덮고 있는 잇몸 조직 역시 따라 내려가서 치아 뿌리가 노출됩니다.

2) 찬물에 찌릿, 노출된 뿌리의 고통

잇몸이 내려앉아 치아 뿌리가 노출되면, 그 부분은 법랑질이 덮고 있지 않고 민감한 상아질이 바로 드러납니다. 상아질 내부의 신경 통로(상아세관)가 외부 환경에 직접 노출되면서 찬물이나 바람에 시린 증상을 느끼게 됩니다.

치경부 굴곡파절: 힘에 의한 '치아 찢어짐 현상'

치아와 잇몸이 만나는 경계 부위, 즉 치아의 목 부분이 V자 모양으로 움푹 파이는 현상을 치경부 굴곡파절(Abfraction)이라고 합니다. 이는 단순히 칫솔에 의해 닳는 마찰(Friction)이 아니라, 힘에 의해 찢어지는 현상으로 이해해야 합니다.

1) 치아에 작용하는 '휨 응력(Flexural Stress)'

치아는 씹거나 이를 악물 때 위아래로 힘을 받습니다. 이 힘이 치아의 중앙에 집중되면, 치아는 미세하게 휘어지는 변형(Flexure)을 일으킵니다. 이갈이/이 악물기로 힘이 치아 머리에 가해지면 이런 힘은 치아 전체를 휘게 만들고, '휨 응력'은 치아 구조상 가장 약한 부분인 치아의 목(치경부)에 집중됩니다. 치아 목 부분의 법랑질(에나멜)과 상아질이 지속적인 휨 응력을 견디지 못하고 미세하게 뜯겨져 나가거나 금이 갑니다. 치아가 움푹 파이는 '치경부 굴곡파절'의 원리입니다.

2) 칫솔질은 거들 뿐

세게 닦는 칫솔질은 이미 힘에 의해 뜯겨 나가기 시작한 부위를 더욱 빠르게 마모시키는 보조 역할을 할 뿐입니다. 근본적인 휨 응력을 제거하지 않으면, 아무리 부드럽게 닦아도 치아는 계속 파여 나갈 수밖에 없습니다.

충전 치료의 딜레마: 힘이 통제되지 않는 이상 계속 떨어진다.

치경부 굴곡파절(파인 부분)을 치료하기 위해 치과에서는 보통 레진 같은 재료로 그 부위를 메웁니다. 하지만 힘의 문제가 해결되지 않은 상태에서 충전하는 것은 응급처치 정도의 치료라고 볼 수 있습니다.

레진으로 메워도 치아에 휨 응력은 계속 작용합니다. 레진 자체는 치아보다 단단하거나 탄성이 뛰어나지 못하므로, 레진과 치아 경계 부위에 힘이 집중되면서 레진이 다시 떨어져 나가거나(탈락), 레진 주변의 치아 부분이 또다시 파여 나가는 현상이 반복됩니다. 레진 충전 후에도 힘이 지속되면, 치아의 균열은 더욱 깊숙이 진행되어 결국 신경치료나 발치로 이어질 위험이 커집니다.

치아 목 부분이 파였다면, 그 홈을 메우는 충전 치료를 받아야 합니다. 하지만, 치아를 휘게 만드는 근본적인 '힘'을 제거하는 치료가 필요합니다.

스플린트, 잇몸 퇴축과 마모를 막는 생체 역학적 해법

잇몸 퇴축과 치경부 마모증은 여러분의 치아가 비정상적인 과부하에 시달리고 있다는 가장 눈에 띄는 증거입니다. 이 악순환의 고리를 끊는 방법은 스플린트 착용입니다.

스플린트는 밤에 수십 kg에 달하는 이 악물기 압력을 균일하게 분산시키고 흡수합니다. 이를 통해 치아에 가해지는 수직적 압력을 완화시키고, 치아의 목 부분에 집중되던 '휨 응력'을 근본적으로 제거합니다.

힘이 분산되고 턱 근육이 이완되면, 치아 뿌리와 잇몸뼈에 가해지던 만성적인 스트레스가 사라집니다. 뼈는 더 이상 '힘에 저항하기 위해' 스스로 녹아내릴 필요가 없어지므로, 잇몸 퇴축의 속도를 늦추거나 멈추는 데 결정적인 역할을 합니다.

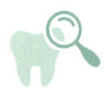

11. 교정 치료 후 치아가 다시 틀어지는 이유

피할 수 없는 '회귀의 법칙'

오랜 기간 불편함을 감수하며 교정 장치를 착용하고, 심지어 발치까지 감행했던 환자들은 교정 장치를 떼는 순간을 해방의 기쁨으로 맞이합니다. 하지만 이 기쁨은 오래가지 못하는 경우가 많습니다. 몇 년 후, 치아 사이의 틈이 다시 벌어지거나, 가지런했던 앞니가 미세하게 비뚤어지는 회귀 현상(Relapse)을 경험하게 됩니다. 환자들은 이 현상을 '유지 장치를 잘 끼지 않아서'라고 자책하거나, '교정 치료가 잘못되어서'라고 생각하게 됩니다.

치아 주변 조직은 기억력(Bone and Ligament Memory)이 있어서 이전의 상태로 돌아가려는 성질이 있습니다. 하지만, 교정 후 치아가 틀어지는 것은 자연적인 힘보다 훨씬 강력하고 파괴적인 원인이 있습니다. 바로 여러분의 무의식적인 습관, 이갈이와 이 악물기로 인해 치아에 가해지는 '비정상적인 힘'입니다.

힘이 만드는 치아 이동

교정 치료는 치아 주변의 뼈를 녹이고(흡수) 다시 만드는(재생) 과정을 통해 치아를 이동시키는 일종의 미세한 건설 작업입니다. 치아는 이 과정을 통해 새로운 위치에 단단히 고정됩니다. 하지만 이 고정된 치아에 비정상적인 외부 힘이 가해지면 상황이 달라집니다.

1) 자연적인 유지력의 한계

교정 후 치아를 붙잡는 힘은 치아를 감싸는 치주 인대와 치조골(잇몸 뼈)의 안정성에 달려 있습니다. 이들이 새로운 위치를 완전히 기억하고 단단해지기까지는 시간이 걸립니다. 이때 자연적인 유지력을 훨씬 초과하는 비정상적인 힘이 작용하면, 치아는 쉽게 압력을 받고 원래 자리로 밀려나기 시작합니다.

2) 수평력의 파괴적인 재이동

특히 교정 후 치아 재이동을 유발하는 것은 비정상적으로 파괴적인 힘입니다. 잠자는 동안 치아를 좌우로 세게 갈아 대는 힘은 치아를 지지하는 뼈에 횡적인 압력을 가하게 됩니다. 이 수평력은 가지런히 모아 둔 치아 사이를 다시 벌어지게 하거나, 힘의 강도가 약한 치아를 밀어내 틀어지게 만듭니다.

교정 치료 후 유지 장치의 딜레마

교정 치료가 끝나면 치과에서는 흔히 두 가지 종류의 유지 장치를 권합니다.

1) 고정식 유지 장치(Fixed Retainer)

치아 안쪽에 얇은 철사를 접착제로 고정하는 방식입니다. 교정 치료 후 치아가 벌어지면서 철사가 계속 떨어지는 현상이 반복되는 경우가 많습니다. 이미 치아가 벌어져 있어서, 고정식 유지 장치를 다시 붙이려고 해도 잘 맞지가 않고 다시 떨어집니다.

2) 가철식 유지 장치(Removable Retainer)

투명한 플라스틱 장치로 뺐다 끼웠다 가능합니다. 치아 위치를 유지시키는 역할을 하지만, 치아에 걸리는 비정상적인 힘을 분산시켜 주지는 못합니다.

교정 치료의 결과를 유지시키는 안정 장치로서의 스플린트

교정 치료 후 유지, 관리의 궁극적인 목표는 치아 배열의 안정성뿐만 아니라 턱관절과 교합의 안정성까지 확보하는 것입니다. 여기서 스플린트는 단순한 유지 장치를 넘어, 교합 안정 장치로서의 역할을 합니다.

스플린트는 교정 유지 장치가 해결하지 못하는 힘의 문제를 해결할 수 있습니다. 교정 후 치아가 다시 틀어지는 현상은 환자분의 치아 관리가 부족해서가 아닙니다. 혀나 턱 근육이 무의식적으로 치아에 힘을 계속 가하고 있기 때문입니다. 스플린트를 착용하는 것은 단순히 치아를 묶어 두는 행위가 아니라, 교정으로 얻은 가지런한 치아 배열을 오랜 기간 보존할 수 있는 방법입니다.

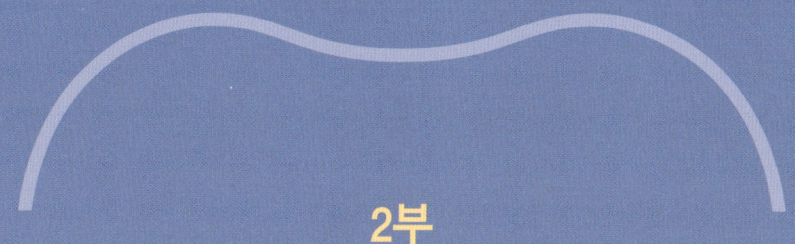

2부

왜 스플린트인가?

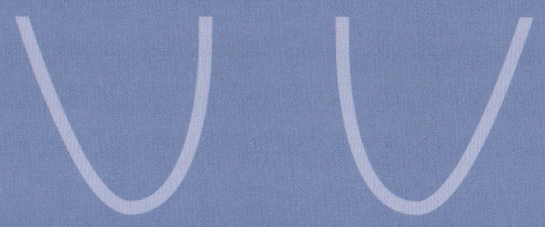

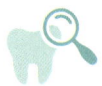

1. 스플린트의 3대 효과: 분산, 이완, 안정화

스플린트, 단순한 마우스피스가 아니다.

많은 환자들이 스플린트(Splint)를 이갈이 소리를 줄이거나, 스포츠 활동 시 충격을 방지하는 '마우스피스'와 혼동합니다. 그러나 스플린트는 그 목적과 설계 원리가 완전히 다릅니다. 스플린트는 치과 의사가 환자의 턱관절 위치와 교합 상태를 정밀하게 측정하여 제작하는 전문화된 '교합 안정 장치'입니다.

스플린트 장치를 착용하면 치과 치료의 재발을 예방하고, 턱관절 통증을 해소하며, 두통까지 완화하는 효과를 가지는 이유는 힘의 분산(Dispersion), 근육의 이완(Relaxation), 그리고 턱관절의 안정화(Stabilization) 때문입니다.

파괴적인 힘의 '분산'

앞서 말씀드렸듯이, 치아 파괴의 주범은 이갈이와 이 악물기로 발생하는 비정상적인 압력입니다. 이 힘은 특정 치아나 보철물에 집중되어 균열, 파손, 잇몸 퇴축을 유발합니다. 스플린트의 첫 번째이자 가장 중요한 역할은 이 파괴적인 힘을 흡수하고 재분배하는 것입니다.

1) 충격 흡수

스플린트는 단단한 아크릴 수지로 제작되어, 턱 근육이 이를 꽉 물 때 발생하는 엄청난 수직 압력을 흡수합니다. 스플린트가 충격을 완충하는 에어백 역할을 함으로써, 그 힘이 치아 자체나 잇몸뼈에 직접 전달되는 것을 막습니다.

힘이 치아에 집중되지 않고 장치 표면 전체로 균일하게 퍼지므로, 특정 치아에만 과부하가 걸려 발생하는 균열(Crack)이나 치경부 마모증의 진행을 멈출 수 있습니다. 이는 크라운이나 임플란트 보철물의 수명을 연장시키는 기반이 됩니다.

2) 구치이개

이를 좌우로 갈아 댈 때, 위아래 어금니가 떨어지면 치아에 걸리는 힘이 확연하게 줄어듭니다. 하지만, 앞니가 마모되면서 이를 좌우로 갈 때 어금니가 서로 닿기 시작하면 씹는 근육이 일을 하면서 비정상적인 힘이 커지게 됩니다.

스플린트는 앞니 쪽에 경사진 면이 있어서 좌우로 치아를 움직일 때, 어금니가 떨어질 수 있도록 만들어 줍니다.

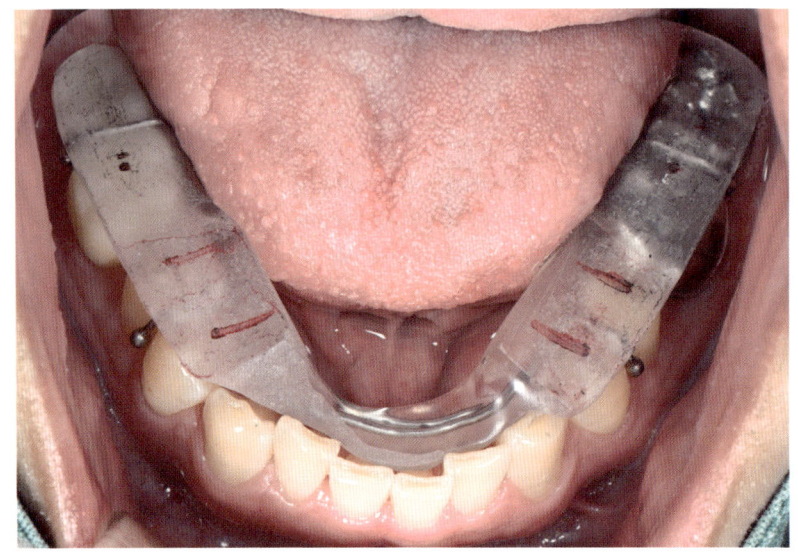

스플린트를 착용하고 이를 좌우로 갈면 앞쪽 치아가 서로 닿으면서(빨간색 선), 어금니는 서로 떨어지게 됩니다(구치이개 효과).

턱 근육의 '이완'

만성적인 이 악물기 환자들은 턱 근육이 늘 과긴장 상태에 있습니다. 근육이 쉬지 못하고 뭉쳐 있으면, 이는 두통과 목 통증을 유발하는 근육통의 악순환으로 이어집니다. 스플린트는 이 만성적인 근육 긴장을 해소하여 환자에게 턱 근육의 휴식을 선물합니다.

1) 비정상적인 반사 작용 차단

스플린트 표면은 모든 치아가 동시에, 균일하게 닿도록 정교하게 연마되어 있습니다. 이 매끄러운 표면에 치아가 닿는 순간, 뇌는 '음식물'이나 '비정상적인 방해물'이 없다고 인식합니다.

턱 근육에 비정상적인 힘을 가하도록 지시하던 반사 작용(턱 근육 수축)이 차단됩니다. 근육이 더 이상 과도하게 수축할 필요가 없다고 인식하고 이완되기 시작합니다.

2) 통증의 해소

턱 근육(교근, 측두근)이 이완되면, 이와 연결된 머리, 목, 어깨 근육의 긴장도 함께 풀립니다. 이 때문에 많은 스플린트 착용자들이 치과 문제뿐만 아니라 오랫동안 시달렸던 긴장성 두통이나 목 결림까지 해소되는 놀라운 경험을 하게 됩니다. 스플린트는 턱 근육을 쉴 수 있게 만드는 장치입니다.

턱관절의 '안정화'

스플린트의 치료 효과는 턱관절(TMJ) 시스템 자체의 안정화입니다.

1) 턱관절 디스크의 복구 유도

스플린트는 턱을 가장 편안하고 해부학적으로 생리적인 위치(Centric Relation, CR)로 유도하여 관절이 그 위치에서 기능하도록 돕습니다. 교합이 균일하고 고르게 닿을 수 있도록 잘 조정된 스플린트를 착용하면 턱관절 디스크는 생리적으로 안정된 위치를 찾아가고, 턱관절에 가해지는 압박이 완화됩니다.

턱관절에 가해지던 비정상적인 힘이 사라지면서 염증이 감소하고, 이는 관절 자체가 치유될 수 있는 환경을 만들어 줍니다.

2) 보철/교정 치료의 유지

턱관절의 안정화는 곧 교합의 안정화로 직결됩니다. 턱관절이 불안정하면 교합도 미세하게 틀어지고, 이는 특정 보철물에 과부하를 줍니다.

스플린트를 통해 턱관절을 안정시킨 후, 그 안정된 턱 위치에 맞춰 크라운이나 임플란트 보철물을 최종적으로 제작해야 합니다. 이 과정이 생략된 치료는 모래 위에 집을 짓는 것과 같습니다. 스플린트는 교정 후 치아가 다시 틀어지는 현상(Relapse)을 방지하고, 모든 치과 치료의 수명을 연장하는 견고한 토대를 제공합니다.

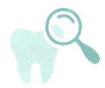

2. 치아 보호의 원리: 구치이개란?

이가 부딪히는 길을 정리하면 턱과 치아가 편해집니다

턱이 옆으로 움직일 때, 앞쪽의 뾰족한 송곳니(견치)가 가드레일처럼 길을 잡아 주면, 다른 어금니들은 잠깐 떨어져(이개) 쉴 수 있게 됩니다. 이 구조가 무너지면 어금니가 서로 긁히고 부딪혀 치아 마모, 균열, 보철 파손, 턱관절 부담이 늘어납니다.

가드레일로 비유를 하자면 고속도로에서의 가드레일은 송곳니, 자동차는 턱관절입니다. 턱이 좌우로 움직일 때 송곳니가 먼저 닿아 방향을 안내하면, 뒤쪽 어금니는 부딪히지 않고 충격에서 벗어납니다. 송곳니의 기울기(경사)가 턱의 움직임을 부드럽게 안내해주면, 어금니는 부딪히지 않고(이개), 턱 근육의 긴장과 충격이 분산됩니다.

무엇이 문제일 때 아플까요?

아래 상황들은 가드레일(견치유도)이 약하거나, 어금니 이개가 안 되는 신호일 수 있습니다. 치아를 옆으로 움직일 때도 어금니끼리 계속 부딪히는 패턴이 있을 가능성이 큽니다.

- 아침에 턱이 뻐근하고 두통이 잦음.
- 씹을 때 한쪽 어금니가 자주 먼저 닿아 콕콕 아픔.
- 치아가 빨리 닳거나 금이 감. 크라운/라미네이트가 자주 떨어짐/깨짐.
- 입 벌릴 때 딱딱 소리, 턱이 걸리는 느낌.

두 용어, 핵심만 알아보기

1) 견치유도(Canine Guidance)

턱을 좌우로 움직일 때 먼저 닿아 길을 안내하는 치아가 송곳니(견치)입니다. 송곳니의 역할은 턱이 움직이는 방향을 잡아 주고, 턱 근육의 부담을 분산시키며 어금니에 걸리는 과도한 힘을 막아 줍니다. 위 아래 송곳니가 닿지 않고 떨어져 있는 경우에는 이와 반대 현상이 발생합니다. 턱의 움직임이 일정하지 않게 되고, 턱 근육의 부담이 증가하며, 어금니에 과도한 힘이 걸려서 치아 마모나 보철물 탈락이 발생할 수 있습니다.

2) 구치이개(Posterior Disclusion)

턱이 옆으로 움직이는 동안 어금니(구치)가 맞물리지 않고 떨어지는 상태를 말합니다. 어금니에 걸리는 비정상적인 압력을 없애 줌으로써 치아 파절 또는 마모를 줄일 수 있습니다. 송곳니가 '가이드' 하고, 그 사이 어금니는 '휴식' 합니다.

집에서 해 보는 간단 셀프 체크

가볍게, 힘을 주지 말고 느끼는 연습입니다. 거울 앞에서 이를 살짝 맞댄 뒤, 아주 약하게 왼쪽/오른쪽으로 턱을 움직여 보세요. 처음 무엇이 닿는 느낌이 나는지 관찰합니다.

- 앞쪽 송곳니 부근이 먼저 닿는 느낌 → 견치유도와 구치이개 ○
- 어금니 뒤쪽이 먼저 긁히는 느낌 → 구치이개 부족

※ 셀프 체크는 어디까지나 느낌 확인용입니다. 통증 유발되면 중단하고, 의사의 진단이 필요합니다.

진료실에서는 무엇을 하나요?

- 교합 검사: 얇은 종이/필름, 교합지 등으로 닿는 순서, 힘의 정도를 확인합니다.
- 미세 조정: 필요시 특정 간섭점(걸리는 곳)을 조정합니다.
- 레진 빌드업: 송곳니(견치)가 닳아 있으면, 형태를 레진으로 복원해서 먼저 가이드 할 수 있도록 합니다.
- 보철/교정 연계: 크라운, 라미네이트, 교정이 필요한 경우, 견치유도/구치이개가 될 수 있는 환경이 되도록 치료합니다.
- 스플린트(나이트가드): 야간 이갈이/이악물기 습관이 있을 때 직접적으로 치아를 보호하고, 송곳니 부분의 경사를 활용하여 턱의 옆운

동을 부드럽게 안내하고(견치유도), 그동안 어금니는 떨어질 수 있도록(구치이개) 디자인합니다.

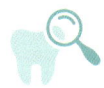

3. 만성적인 턱 긴장을 해소하는 법

쉬지 못하는 턱 근육: 만성 통증의 시작

현대인의 턱은 만성적인 과부하 상태에 놓여 있습니다. 스트레스, 집중, 나쁜 자세, 그리고 무엇보다 무의식적인 이 악물기(Clenching) 습관 때문에 우리의 턱 근육(교근과 측두근)은 24시간 내내 풀리지 않는 긴장 상태를 유지합니다.

턱 근육의 만성적인 긴장(Hypertonicity)은 단순한 뻐근함으로 끝나지 않습니다. 근육이 계속 수축된 상태에서 산소와 영양 공급이 원활하지 못하면서 젖산과 노폐물이 쌓이고, 이는 근육통의 악순환을 만듭니다.

이러한 과부하는 턱관절 장애(TMD), 치아 파괴, 그리고 턱과 연결된 목, 어깨, 머리 근육으로 통증을 이동시키면서, 만성 두통과 목 결림을 유발하는 원인이 됩니다.

아무리 마사지를 하거나 온찜질을 해도, 밤에 잠이 드는 순간 다시 이를 꽉 물게 되므로(야간 이 악물기), 근육은 다시 긴장 상태로 돌아갑니다. 근본적으로 '힘의 작용'을 멈추지 않는 한 이 악순환을 끊을 수 없습니다.

스플린트가 턱 근육을 이완시키는 원리

만성적인 턱 긴장을 해소하는 방법은 우리의 뇌에 "지금은 안전하니 근육을 풀어도 된다"는 신호를 보내는 것입니다. 스플린트는 이런 신호를 뇌로 전달하는 '이완 스위치(Relaxation Switch)' 역할을 수행합니다. 이 메커니즘은 단순한 물리적 차단이 아닌, 신경 반사(Neuromuscular Reflex)를 이용하는 과학적인 원리에 기반합니다.

1) 반사적인 수축을 유발하는 교합간섭을 배제

음식을 씹을 때 우리의 뇌는 치아의 맞물림(교합) 상태를 끊임없이 모니터링합니다. 만약 치아가 비정상적으로 부딪히거나, 특정 치아만 먼저 닿는 '교합 간섭'이 발생하면, 뇌는 그런 불균형을 해결하기 위해서 턱 근육을 반사적으로 수축하도록 명령합니다. 이것이 긴장의 원인이 됩니다.

스플린트 장치의 표면은 매끄럽고 편평한데, 잘 연마된 스플린트 표면에 치아가 닿는 순간, 뇌는 '교합 간섭이 없다', '장애물이 없다'고 판단하고, 턱 근육에 불필요한 수축을 명령하는 반사 작용을 멈춥니다. 그러면 근육은 힘이 빠지고, 이완 상태로 접어들게 됩니다.

2) 턱관절의 안정적인 위치 유도

관절이 편안한 위치(Centric Relation)가 아니라 다른 위치에서 움직이게 되면, 턱이 불안정한 상태에서 근육은 턱을 붙잡아 두기 위해 계속 긴장해야 합니다.

스플린트는 턱을 강제로 고정하는 것이 아니라, 턱관절 구조상 가장 안정적이고 부담이 없는 위치로 부드럽게 유도합니다. 턱이 이 안정적인 위치에 놓이면, 근육은 더 이상 턱관절을 지지하기 위해 긴장할 필요가 없어집니다.

그러면 근육이 이완되고, 쌓여 있던 젖산이 제거되며 혈액순환이 개선됩니다. 아침에 일어났을 때 턱 주변이 가볍고 편안한 느낌을 받게 되며, 이는 만성적인 근육 긴장 회로가 끊어졌음을 의미합니다.

턱이 편안해야 하는 이유

스플린트를 통한 턱 근육의 이완은 단순히 턱의 통증을 없애는 것을 넘어, 우리의 전신 건강에 영향을 미칩니다. 턱 근육(측두근, 교근)이 긴장되어 있으면 긴장성 두통을 일으킵니다. 턱 근육이 이완되면, 통증이 머리 측면으로 번지던 '근막 통증 증후군'의 연결고리를 끊어낼 수 있습니다. 많은 환자가 스플린트 착용 후 만성 두통이 없어지는 것을 경험할 수 있습니다.

턱관절의 위치는 경추(목뼈)와도 깊은 연관이 있습니다. 턱관절의 불균형을 보상하기 위해 목 근육이 무리하게 긴장하면서 자세의 변형(거북목)이 유발되기도 합니다. 스플린트가 턱관절을 안정된 위치로 이끌면, 목과 어깨 근육의 불필요한 보상 작용이 줄어들어 자세가 자연스럽게 개선되는 효과까지 얻을 수 있습니다.

스플린트는 여러분의 턱 근육에게 휴가를 주는 것과 같습니다. 턱 근육이 쉬지 못하고 계속 긴장되어 있으면, 두통이나 목, 어깨의 만성 통증과 구강 내 많은 문제들을 일으킵니다. 스플린트는 당신의 의지나 노력으로 멈출 수 없는 무의식적인 힘의 작용을 물리적으로 분산시키고, 근육의 이완 스위치를 켜서 턱관절 시스템 전체에 안정을 가져다줍니다.

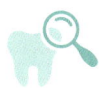

4. 턱관절의 휴식: 관절과 디스크를 제자리로

턱관절의 위기: 쉴 권리를 박탈당한 시스템

우리가 앞서 다루었듯이, 턱관절(TMJ)은 인체에서 가장 복잡하고 자주 사용되는 관절 중 하나입니다. 치아의 모든 움직임과 힘은 결국 이 턱관절을 중심으로 발생합니다. 하지만 이갈이와 이 악물기라는 파괴적인 힘 때문에, 우리의 턱관절은 제대로 쉴 권리를 박탈당한 채 끊임없이 혹사당하고 있습니다.

턱관절의 혹사는 곧 디스크(관절 원판)의 위치 이탈을 유발하며, 이는 턱관절 통증, 딱딱거리는 소리, 입 벌리기 어려움뿐만 아니라 치아의 비정상적인 마모와 보철물 파손까지 초래하는 만병의 근원입니다. 스플린트 치료의 가장 궁극적인 목적은 바로 이 혹사당하는 턱관절과 디스크를 안정된 위치로 돌려보내는 것이며, 이는 물리치료나 약물, 보톡스 치료로는 얻을 수 없는 스플린트 치료의 효과입니다.

디스크가 빠지는 이유: 힘에 의한 구조적 파괴

턱관절은 턱뼈(하악과두)와 머리뼈(관절와) 사이에 디스크라는 연골이 쿠션 역할을 하며 움직입니다. 이 디스크는 충격을 흡수하고 관절면이 부드럽게 미끄러지도록 돕는 일종의 완충재입니다.

이 악물기나 이갈이 습관은 치아뿐만 아니라 관절과 디스크에 압력을 가합니다. 이 압력은 디스크를 압착시키고 변형시킵니다. 디스크가 제 위치를 벗어나게 되면(디스크 전방 변위 등), 입을 벌리거나 닫을 때 뼈와 디스크가 부딪히면서 "딱" 또는 "딸깍" 하는 소리가 발생합니다. 이는 관절 구조가 비정상적으로 움직이고 있다는 경고 신호입니다.

디스크 이탈로 턱관절 위치가 불안정해지면, 치아가 맞물리는 교합(Bite) 자체가 틀어지게 됩니다. 턱이 불안정하게 움직이는 상태에서 씹게 되면, 특정 치아에만 과부하가 집중되어 치아 균열, 보철물 파손, 잇몸 퇴축 등 치아 문제가 가속화됩니다.

스플린트의 역할

스플린트 치료는 턱관절을 편안하고 해부학적으로 안정된 위치(CR, Centric Relation)로 되돌려 놓는 것을 목표로 합니다. 마치 렌즈가 초점을 맞추듯, 스플린트는 턱관절의 제 위치를 찾아주는 '내비게이션' 역할을 합니다.

1) 근육 이완을 통한 위치 재설정

스플린트를 착용하면 턱 근육이 이완된다는 것을 앞서 확인했습니다. 턱 근육이 만성적인 긴장을 풀고 이완될 때, 턱관절은 근육의 방해 없이 가장 자연스럽고 안정된 위치로 돌아가려는 경향을 보입니다. 스플린트는 그 안정된 위치에서 턱관절이 편안하게 기능할 수 있도록 물리적인 공간을 제공합니다.

2) 디스크의 공간 회복

디스크가 이탈된 환자에게 스플린트를 착용시키면, 디스크에 가해지던 압력이 해소되고 관절강이 미세하게 넓어집니다. 이런 공간 확보는 디스크가 제자리를 찾아 복귀하거나, 손상된 부위가 더 이상 악화되지 않고 스스로 회복할 수 있는 환경을 조성해 줍니다. 디스크가 제 위치로 돌아가 압박이 해소되면, 관절 염증과 통증이 줄어들고, 입을 벌릴 때 나던 '딱' 소리도 줄어들거나 사라지는 효과를 경험할 수 있습니다.

문제점	스플린트의 역할
만성 두통/목 통증	저작근과 연결된 목/어깨 근육의 불필요한 긴장(보상 작용) 해소
치아 마모/균열	비정상적인 힘을 분산하여 치아에 가해지는 마모와 균열을 방지
보철물 파손/치료 재발	턱이 안정된 위치에서 씹도록 유도, 특정 보철물에 집중되는 과부하 방지
교정 후 회귀 현상	치아 배열뿐 아니라 시스템 전체의 안정적인 기반 제공

턱관절에 휴식과 안정을 주지 않고서는, 아무리 비싸고 정교한 치과 치료도 일시적인 땜질에 불과합니다. 스플린트 착용은 턱관절과 디스크를 편안하고, 안정된 위치로 되돌려 놓음으로써 저작 시스템 전체에 평화를

가져옵니다. 턱관절의 안정이 확보되어야, 자연치아 뿐만 아니라 보철치료의 결과가 장기적으로 유지될 수 있습니다.

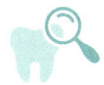

5. 스플린트, 임플란트의 종신 보험

고가의 투자, 그러나 반복되는 문제

임플란트는 상실된 치아를 대체하는 가장 훌륭하고 확실한 치료법입니다. 티타늄으로 만들어진 임플란트는 자연치아보다 훨씬 단단하며, 수술 후 뼈와 단단히 융합되면 반영구적으로 사용할 수 있다는 기대를 줍니다. 수백만 원을 투자하여 임플란트 치료를 받은 환자들은 이 치료가 최종 종착지라고 믿습니다.

그러나 임플란트의 수명은 자연치아보다 짧으며(보철물의 평균 수명은 7년으로 보고됨), 문제는 임플란트 자체의 기술이나 재료에 있는 것이 아닙니다. 임플란트가 실패하는 원인은 여러가지가 있겠지만, 가장 주된 원인으로는 임플란트 보철물에 가해지는 불안정한 힘(교합의 불안정)과 파괴적인 힘(이갈이, 이 악물기 습관)입니다.

이런 힘의 문제를 방치하면, 애써 했던 임플란트 치료는 두 번째 발치로 이어질 수 있습니다. 원래의 치아가 상실된 이유(세균 또는 힘의 문제)를 고려하지 않고 단순히 발치 후 빈 공간에 임플란트로 치아를 만든다면, 값비싼 임플란트 역시 이전의 치아가 겪었던 문제를 반복할 가능성이 높습니다. 스플린트 치료는 이런 임플란트를 파괴적인 힘으로부터 지키는 '종신 보험'입니다.

임플란트, 힘에 극도로 취약한 구조

임플란트가 강도 면에서는 자연치아보다 단단할 수는 있지만, 힘을 분산하고 흡수하는 능력은 자연치아에 비해 현저히 떨어집니다. 이 구조적 차이 때문에 임플란트는 이 악물기 같은 비정상적인 힘에 극도로 취약합니다.

자연치아는 뿌리와 잇몸뼈 사이에 치주 인대(Periodontal Ligament)라는 미세한 섬유 조직이 존재합니다. 이 인대는 씹을 때 발생하는 충격을 흡수하고 분산하는 '천연 완충 장치' 역할을 합니다. 이 덕분에 치아는 씹거나 이를 꽉 물 때 20~100 마이크로미터(0.02~0.1mm) 정도 미세하게 움직이며 힘을 해소할 수 있습니다.

반면, 임플란트는 티타늄 기둥이 잇몸뼈에 직접 단단하게 융합(골융합)됩니다. 치주인대 같은 완충 장치가 전혀 없기 때문에, 이갈이나 이 악물기로 인한 수직적, 수평적 힘이 뼈와 임플란트 나사에 직접적으로, 여과 없이 전달됩니다. 힘이 완충되지 못하고 임플란트 시스템에 직접 전달될 때, 다음 세 가지 심각한 문제가 발생하며 결국 임플란트 실패로 이어집니다.

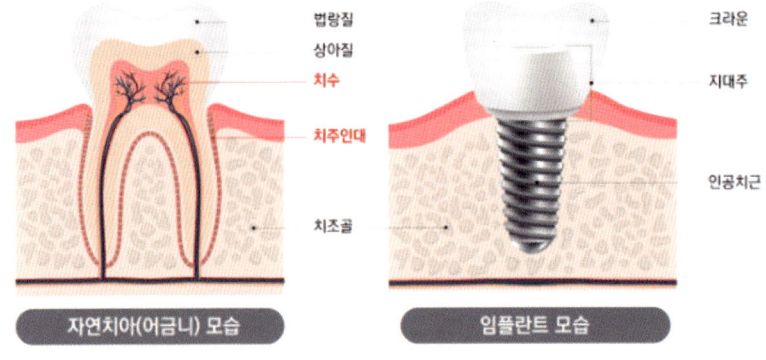

자연치아와 임플란트의 차이, 신경(치수)과 치주인대

1) 나사 풀림 및 파손(Screw Loosening/Fracture)

임플란트 상부 보철물과 기둥(픽스처)을 연결하는 작은 나사에 비정상적인 힘이 지속적으로 가해지면, 나사가 느슨해지거나 피로 파괴로 부러집니다. 나사가 풀리면서 미세한 틈이 생기고, 이 틈으로 세균이 침투하여 염증을 유발합니다.

2) 임플란트 주위염(Peri-implantitis)

나사 풀림이나 보철물과 잇몸 사이의 미세한 유격 외에도, 힘 자체는 임플란트 주변의 뼈를 흡수시킵니다. 과도한 힘이 뼈에 스트레스를 주면, 뼈는 스스로 녹아내려 임플란트 지지 기반이 약해집니다. 이로 인해 임플란트 주변에 염증(주위염)이 발생하고 뼈 손실이 가속화되어 임플란트가 흔들리다 결국 발치해야 하는 상황에 처합니다.

3) 크라운 파절 및 치핑(Fracture/Chipping)

임플란트 위에 씌운 인공치아(크라운)는 강하지만, 힘에 의해 깨지거나 작은 조각이 떨어져 나갈 수 있습니다. 이는 파괴적인 힘이 치아에 집중 되었음을 의미하며, 이런 힘이 지속되면 내부 나사나 임플란트 뿌리 부분 의 파손까지 유발합니다.

스플린트: 임플란트 수명을 연장시키는 도구

임플란트 시술 후에 흔들리지 않는 치아를 새로 얻었다 하더라도, 치료 를 통해 새로 얻은 치아가 오랫동안 제 기능을 할 수 있도록 보장받으려면 임플란트 시술 자체가 아니라, 치아에 가해지는 힘을 통제해야 합니다.

1) 힘의 균일한 분산과 완충 기능 대체

스플린트는 임플란트에 직접 가해지는 충격을 흡수하고, 모든 치아에 힘을 균일하게 분산시킵니다. 스플린트의 단단하고 매끄러운 표면은 이 악물기의 수직력과 이갈이의 수평력을 완충하여, 뼈에 직접적인 과부하 가 걸리는 것을 방지하고 나사나 보철물이 변형될 위험을 현저히 낮춥니 다. 스플린트는 임플란트가 가지지 못한 치주 인대의 '완충 기능'을 대리 수행하는 셈입니다.

2) 턱관절 안정화를 통한 교합 통제

임플란트 실패의 상당수는 턱관절의 불안정으로 인해 특정 임플란트 부위에만 과도한 힘이 쏠리기 때문입니다. 스플린트는 턱 근육을 이완시키고 턱관절을 안정된 위치로 유도합니다. 이로써 교합이 안정되고, 임플란트를 포함한 전체 치아 시스템이 불필요한 힘을 받지 않고 조화롭게 맞물리도록 만듭니다. 임플란트 주변 뼈가 안정되면 주위염으로 인한 뼈 손실 위험도 줄어듭니다.

많은 환자들이 이갈이와 이 악물기로 인해 치아가 깨지거나 뿌리에 균열이 생겨 결국 발치하고 임플란트를 심게 됩니다. 스플린트는 바로 이 '발치 원인'을 제거하는 치료입니다. 원인을 제거하지 않고 결과물(치아 대신 임플란트)만 교체한다면, 임플란트의 실패는 시간문제입니다. 임플란트의 수명을 이야기할 때 '관리 습관'이 중요하다고 말하는데, 그 관리 습관의 핵심은 곧 스플린트 착용입니다.

임플란트의 투자는 스플린트로 완성된다

여러분이 비싼 임플란트를 심었다고 해서, 그 임플란트가 파괴적인 힘으로부터 안전하다는 것을 의미하지 않습니다. 임플란트가 '최신 기술'일 수는 있지만, 내 치아의 '최후의 보루'가 되려면 그 시스템 전체를 보호하는 방패가 필요합니다. 스플린트를 착용하는 것은 임플란트의 수명을 연장하는 가장 과학적이고 경제적인 투자입니다.

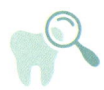

6. 진단과 치료를 동시에 진행하는 마법 같은 장치

치과 치료의 딜레마: '증상'만 보고 '원인'을 놓치다

치과 치료에서 가장 어려운 순간은 환자가 '원인을 알 수 없는 통증'을 호소할 때입니다. "씹을 때만 아파요", "이도 멀쩡한데 계속 시큰거려요", "두통이 있는데 치아가 문제래요"와 같은 복합적인 증상들은 단순히 엑스레이나 육안 검사만으로는 정확한 원인을 찾기 어렵습니다.

이러한 복잡한 문제의 대부분은 '힘의 불균형'과 그로 인한 '턱관절의 불안정성'에서 비롯됩니다. 문제는 턱관절의 불안정성이 매우 미세하고 동적인 문제이기 때문에, 치과 의사가 진료실에서 환자의 진짜 문제를 명확히 포착하기 어렵다는 것입니다. 환자 역시 자신이 이를 악무는지, 턱이 어디가 불편한지 정확히 인지하지 못합니다.

이러한 진단의 공백을 메우고, 복잡한 턱관절 시스템의 문제를 명확히 밝혀 줌과 동시에 치료를 시작할 수 있는 유일무이한 장치가 바로 스플린트(Splint)입니다. 스플린트는 마치 턱관절 시스템에 연결된 '진단용 컴퓨터'이자, 문제를 해결하는 '수리 도구' 역할을 동시에 수행하는 마법 같은 장치입니다.

진단적 기능: 숨겨진 '힘의 흔적'과 '턱의 안정 위치'를 찾다

스플린트는 환자의 턱관절 시스템이 어떻게, 얼마나 비정상적인 힘에 시달리고 있는지를 객관적으로 보여 주는 진단 도구입니다.

1) 힘의 강도와 방향 기록: 흔적을 읽어내다

스플린트를 몇 주 동안 착용하고 나면, 장치의 표면에는 환자의 파괴적인 습관이 고스란히 기록됩니다. 스플린트의 매끈했던 표면에 특정 부위만 유난히 갈려 있거나(마모 흔적), 심지어 균열이 생겨 있다면, 이는 환자가 밤새 또는 낮에 그 부분에 집중적이고 강력한 이갈이/이 악물기 힘을 가했다는 명확한 증거입니다. 마모 흔적의 패턴을 분석하여 힘이 수직적인지(이 악물기), 수평적인지(이갈이)를 파악할 수 있으며, 어느 쪽 턱에 힘을 더 주는지 '편측 압력 집중' 여부까지 진단할 수 있습니다. 환자가 "저는 이갈이를 안 해요"라고 부인해도, 스플린트 표면에 남은 이 흔적은 거짓말을 하지 않는 객관적인 진단 자료가 됩니다.

2) 턱관절의 '진짜 안정위치' 확인

턱관절 통증 환자들은 근육의 과긴장 때문에 턱관절의 '진짜 편안한 위치(Centric Relation, CR)'를 찾지 못하고 방황합니다. 스플린트는 근육을 이완시킨 상태에서 턱관절을 가장 안정된 위치로 유도합니다. 전문의는 스플린트 착용 후 환자의 통증이 사라지고 근육이 이완된 지점을 통해, 그 환자의 턱관절이 기능해야 할 안정적인 위치를 진단할 수 있습니다. 이 안정위 진단은 향후 임플란트 보철물 제작, 크라운 교체, 혹은 교정 치료의 마무리 단계에서 치아의 높이(교합)를 결정하는 가장 중요한 기준점이 됩니다.

치료적 기능: 힘을 분산시키고 시스템을 재설정하다

스플린트는 진단 후 바로 치료 도구로 전환되어, 힘의 불균형으로 인해 발생하는 문제를 해결합니다.

1) 근육 긴장의 해소(이완 스위치)

스플린트는 뇌에 '교합이 안정되었다'는 신호를 보내 턱 근육의 비정상적인 수축 반사를 차단합니다. 근육이 이완되면 턱관절에 가해지던 압력이 해소되고, 이로 인해 유발되던 긴장성 두통과 목 통증이 빠르게 완화됩니다. 스플린트 착용만으로도 턱관절 통증 환자의 70~80%가 증상 개선 효과를 경험하는 것은 이 때문입니다.

2) 관절 구조의 보호와 회복

스플린트는 턱관절의 디스크와 관절면에 가해지던 과부하를 즉시 줄여줍니다. 턱관절이 안정된 위치에서 휴식을 취하게 되면서, 염증 반응이 감소하고 손상된 디스크가 스스로 회복할 수 있는 환경이 조성됩니다.

3) 치아 보철물의 보호

스플린트는 임플란트, 크라운, 라미네이트 등 고가의 치과 보철물에 가해지는 파괴적인 힘을 흡수하고 분산합니다. 이미 균열이 진행되고 있는 치아나 임플란트의 나사가 풀릴 위험을 최소화하여, 추가적인 파손이나 재치료로 이어지는 악순환을 차단합니다.

마법 같은 '치료와 진단의 순환'

스플린트 치료의 진정한 가치는 진단과 치료가 일회성으로 끝나지 않고 지속적으로 순환한다는 점에 있습니다.

1) 초기 진단: 스플린트 착용 후 2~4주가 지나면 마모 흔적을 통해 힘의 문제를 진단합니다.
2) 치료적 조정: 치과전문의는 이 마모 흔적을 보고 스플린트 표면을 정밀하게 연마(조정)합니다. 마모가 심한 부분은 더 갈아내고, 덜 닿는 부분은 남겨 힘의 균형을 맞춥니다.
3) 재진단/재조정: 몇 주 후 다시 스플린트를 검사하여 새로운 마모 패턴을 확인하고 다시 조정합니다.

이러한 정밀 조정 과정을 반복하는 동안, 턱 근육은 점차 이완되고 턱관절은 안정위를 찾아갑니다. 스플린트는 마치 환자의 턱 움직임을 실시간으로 분석하고 최적의 위치를 찾아 주는 AI 시스템처럼 기능하며, 진단과 치료를 동시에 진행하여 턱관절 시스템 전체를 보호합니다.

스플린트 없이는 완벽한 진단도, 치료도 어렵다

치과 치료의 완성은 '치아를 덮어씌우는 것'이 아니라 '힘의 시스템을 안정시키는 것'에 있습니다. 스플린트는 당신의 턱이 어디가 문제이고, 그 문제가 얼마나 심각한지를 보여 주는 객관적인 진단 도구인 동시에, 그 문제를 해결하여 치과 치료의 수명을 연장시키는 확실한 처방입니다.

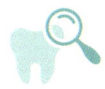

7. 어린이, 청소년도 스플린트가 필요한가요?

아이들의 이 악물기는 성장 방해 요소

대부분의 부모님들은 치과 문제라고 하면 충치나 교정 시기에만 집중합니다. 아이가 잠을 자면서 이를 가는 소리가 나도 "크려고 그러는 거야", "스트레스를 받나 보네"라며 대수롭지 않게 넘기는 경우가 많습니다. 그러나 어린이와 청소년에게서 나타나는 이갈이(Bruxism)나 이 악물기(Clenching) 습관은 성인과 마찬가지로 단순한 습관이 아니라, 성장에 영향을 미치는 '힘의 문제'입니다.

성인의 이 악물기가 이미 완성된 치아 구조를 파괴하는 것이라면, 성장기 아이들의 이 악물기는 미래의 치아 구조와 턱관절의 올바른 발달 자체를 방해하는 문제입니다. '스플린트, 치과 치료의 완성'이라는 관점에서 볼 때, 성장기의 스플린트 치료는 미래의 치과 질환을 예방하는 방법입니다.

성장기 과도한 힘이 좋지 않은 이유

성인과 달리 아이들의 구강 시스템은 성장하면서 변화하고 있습니다. 과도한 힘은 이 변화의 방향을 안 좋은 쪽으로 유도합니다.

1) 영구치 맹출(Emergence) 방해

영구치가 맹출하는 시기에 아이들이 이를 심하게 갈거나 악물면, 치아에 가해지는 수직 압력이 비정상적으로 높아집니다. 이런 압력은 아직 뼈 안에서 자리를 잡고 있는 영구치 뿌리와 주변 치조골에 스트레스를 줍니다. 특정 영구치에만 힘이 집중되면, 맹출이 지연되거나 비정상적인 방향으로 맹출되도록 유도할 수 있습니다. 이는 복잡한 부정교합의 원인이 됩니다.

2) 턱관절 디스크의 조기 손상

어린이의 턱관절도 성인과 똑같이 디스크(관절 원판)를 가지고 있으며, 역시 힘에 취약합니다. 성인보다 연약한 구조에 강력한 이 악물기 힘이 지속적으로 가해지면, 턱관절 디스크가 일찍 손상되거나 제 위치를 이탈할 위험이 커집니다. 아이가 입을 크게 벌릴 때 턱에서 '딱' 또는 '딸깍' 하는 소리를 내거나, 아침에 턱을 아파한다고 호소한다면 턱관절 문제의 조기 징후입니다. 성장기 턱관절 손상은 성인이 되어서 만성적인 턱관절 장애(TMJ Disorder)로 이어질 가능성이 매우 높으며, 이는 장기적인 치아 건강에 지속적인 위협이 됩니다.

3) 안면 비대칭 유발 가능성

아이들이 이를 갈거나 악물 때, 힘을 좌우 비대칭적으로 사용하는 경우가 많습니다. 만약 아이가 주로 한쪽으로 이를 악물거나, 한쪽으로만 턱을 괴는 습관이 있다면, 그쪽의 턱 근육과 뼈에만 과도한 성장 자극이 가해집니다. 이는 턱 성장 자체를 비대칭적으로 유도하여, 얼굴의 균형이 깨지는 안면 비대칭의 원인이 될 수 있습니다. 이는 나중에 복잡하고 고난도의 수술이나 교정 치료를 필요로 할 수 있습니다.

어린이/청소년 스플린트의 역할: 치료를 넘어선 '가이드'

성장기 스플린트는 성인처럼 치아를 보호하는 역할 외에도 '턱의 올바른 성장 방향을 유도하는 가이드 역할'을 수행합니다.

1) 힘의 균형 유도(성장 방향 교정)

스플린트는 아이가 이를 물 때 발생하는 힘을 양쪽 턱에 균일하게 분산시킵니다. 이로써 편측 압력에 의한 비대칭 성장 유도를 막고, 턱관절이 가장 안정적인 위치에서 기능할 수 있도록 돕습니다. 턱관절이 안정되면 턱 근육도 이완되어 밤샘 이 악물기 습관 자체가 완화됩니다.

2) 교정 치료의 안정성 확보

청소년기에 교정 치료를 진행할 경우, 이 악물기 습관은 교정의 결과를 쉽게 무너뜨리는 주범이 됩니다. 교정 장치를 제거한 후에도 이갈이 습관이 남아 있다면 치아는 다시 틀어지기 쉽습니다. 교정 치료와 병행하거나, 유지 장치 기간에 스플린트를 추가로 착용하면, 교정으로 가지런해진 치아가 이갈이 힘에 의해 다시 비뚤어지는 회귀 현상(Relapse)을 근본적으로 방지하고 교정의 성공을 장기간 유지할 수 있습니다.

3) 영구치 보호 및 조기 치료

스플린트는 아직 약한 영구치의 마모나 파절을 방지하는 보호막 역할을 합니다. 또한, 스플린트 착용 후 턱관절 통증이나 디스크 이탈 증상이 호전된다는 것을 객관적으로 확인할 수 있으므로, 나이가 들기 전에 조기에 턱관절 장애를 치료하는 확실한 기회가 됩니다.

성장기 스플린트 착용 시 주의점

성장기에는 턱과 치아가 계속 변하기 때문에 성인 스플린트와는 다른 접근이 필요합니다. 아이의 턱이 자라면서 교합(맞물림)이 계속 변하므로, 스플린트도 성장 속도에 맞춰 정기적으로 조정해야 합니다. 최소 3개월마다 전문의의 검진을 받아 장치가 턱의 성장을 방해하지 않도록 해야 합니다.

수면 중 착용만으로도 이 악물기/이갈이 힘의 상당 부분을 차단하는 효과를 볼 수 있습니다. 다만, 통증이 심한 경우에는 의사의 지시에 따라 저녁 시간부터 착용 시간을 늘려야 합니다.

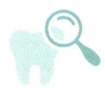

8. 교정 유지 장치와 스플린트의 차이

교정 치료 후 치아 벌어짐의 원인

몇 년에 걸쳐 교정 치료가 마무리되면, 치료가 끝난 직후에는 치아가 가지런하고 아름답게 배열되어 있습니다. 하지만 치아가 새로운 위치에 적응하고 뼈가 단단해지기까지는 시간이 필요한데, 이 기간에 치아는 다시 이전의 위치로 돌아가려고 하는 회귀 현상(Relapse)이 생깁니다. 이런 회귀 현상을 막기 위해 사용하는 것이 바로 교정 유지 장치(Retainer)입니다.

그러나 많은 환자들이 유지 장치를 열심히 착용했음에도 불구하고 치아가 다시 틀어지는 경험을 하게 됩니다. 그 이유는 교정 유지 장치와 스플린트의 기능적 목표가 근본적으로 다르기 때문입니다.

간단히 말해, 유지 장치는 치아를 '고정(Fix)'하는 장치이고, 스플린트는 턱 시스템 전체를 '안정(Stabilize)'시키는 장치입니다. 치아 배열을 무너뜨리는 근본 원인인 힘의 문제는 교정 유지 장치가 아닌 스플린트를 활용해야 합니다.

유지 장치의 기능적 한계

교정 유지 장치는 치아의 위치를 물리적으로 붙잡아 두는 역할을 합니다. 대표적으로 사용되는 두 가지 유지 장치의 원리와 한계는 다음과 같습니다.

유지 장치는 수십 킬로그램에 달하는 이갈이와 이 악물기의 수평적/수직적 힘에 대응하기 어렵습니다. 유지 장치가 떨어지면 치아는 틀어지고, 떨어지지 않더라도 연결된 치아 전체에 힘을 집중시키게 됩니다.

구분	고정식 유지 장치 (Fixed Retainer)	가철식 유지 장치 (Removable Retainer)
재료	치아 안쪽에 접착하는 얇은 철사(와이어)	투명 플라스틱 또는 아크릴+철사(홀리 장치)
주요 역할	치아의 재이동을 직접 차단	장치를 낀 동안 전체적인 형태 유지
힘에 대한 한계	파괴적인 힘이 와이어를 변형시키거나, 접착 부위를 떨어지게 만들어 유지력이 상실됨	장치 자체가 얇아 힘을 흡수하거나 분산시키지 못함 치아 마모나 턱관절 보호 기능이 없음

스플린트의 독자적인 역할, 힘의 분산

스플린트는 교정 유지 장치처럼 치아 하나하나를 묶어 두는 장치가 아닙니다. 스플린트는 턱관절(TMJ)과 턱 근육, 그리고 치아에 걸리는 힘을 분산시키고, 안정화시키는 장치입니다.

스플린트는 단단한 아크릴 수지로 제작되어 가장 강력한 이 악물기 압력을 흡수하고 분산시킵니다. 교정 치료가 끝난 치아가 이갈이 힘에 의해 밀려나거나, 뿌리 주변의 뼈에 비정상적인 스트레스를 받아 다시 틀어지는 것을 방지합니다. 스플린트의 힘의 분산 기능은 교정 유지 장치로는 해결할 수 없는 핵심적인 보호 기능입니다.

교정이 끝난 후에도 환자가 이 악물기 습관이 있다면 치아가 마모되면서 턱관절은 불안정해지고, 이는 교합을 미세하게 틀어지게 만듭니다. 스플린트는 턱 근육을 이완시켜 턱관절이 안정적이고 해부학적으로 편안한 위치(CR)를 찾도록 유도합니다. 턱관절이 안정되면 교합도 안정되며, 이 안정된 기반 위에서 교정된 치아 배열이 비로소 장기적인 안정성을 확보할 수 있습니다. 스플린트는 치아뿐 아니라 치아를 지지하는 뼈와 관절 시스템 전체를 보호합니다.

교정 유지 장치는 턱관절 통증을 감소시키는 기능이 없지만, 스플린트는 만성적인 턱 근육 긴장, 턱관절 통증, 두통을 근육 이완을 통해서 치료하는 기능을 가집니다. 특히 고무줄을 장기간 사용한 교정 치료 이후 턱관절이 통증이 발생한 환자에게 스플린트는 필수적인 솔루션입니다.

교정 치료 유지를 위한 최적의 조합

교정 유지 장치와 스플린트는 상호 보완적인 관계입니다. 교정 치료의 최종 목표인 오래가는 가지런한 치아를 달성하기 위한 최적의 조합은 다음과 같습니다.

- 고정식 유지 장치(치아 안쪽의 와이어 철사로 연결고정): 치아의 미

세한 수평적 틀어짐을 1차적으로 방지합니다.

- 스플린트: 밤에 발생하는 파괴적인 수직적/수평적 힘을 흡수하여 유지 장치와 치아 뿌리를 보호하고, 턱관절을 안정시켜 교정 배열이 무너지지 않는 근본적인 토대를 마련합니다.

교정 유지 장치가 치아 배열을 '붙잡아' 두는 것이라면, 스플린트는 그 치아가 힘에 의한 공격을 받지 않도록 '방어하는' 장치입니다. 교정 치료의 좋은 결과를 오랜 기간 지키기 위해서는 공격(힘)을 차단하는 스플린트가 반드시 필요합니다.

치아가 다시 틀어지는 현상은 여러분의 의지 부족이 아니라, 조절할 수 없는 턱 근육의 힘 때문입니다. 교정 유지 장치는 치아의 위치만 붙잡아 줄 뿐, 그 힘을 막아 주지는 못합니다. 만약 교정 치료 후 오랜 기간 동안 가지런한 치아를 유지하고 싶다면, 정기적인 검진과 유지 장치 관리뿐만 아니라 스플린트를 통한 힘의 조절이 필수입니다. 스플린트는 교정 치료 이후의 안정성을 확보할 수 있는 가장 현명하고 확실한 선택입니다.

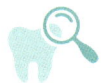

9. 스포츠 가드와 스플린트의 차이

둘 다 입에 무는 장치 아닌가요?

제가 스플린트 치료를 소개할 때, 많은 환자분들이 문득 떠올리는 장치가 있습니다. 바로 '스포츠 가드(Sports Guard)' 또는 '마우스 가드(Mouth Guard)'입니다. 스플린트와 스포츠(마우스) 가드는 구강 내 장치라는 점에서는 비슷하지만 사용 목적과 기능, 그리고 작동 원리 면에서 완전히 다른 장치입니다. 스포츠(마우스) 가드는 격렬한 운동 중 치아와 뇌에 가해지는 외부 충격을 '흡수'하는 장치라면, 스플린트는 턱관절 시스템에 가해지는 과부하를 분산시키고 안정시키는 치료 장치입니다.

스포츠 가드의 역할: 외부 충격에 대한 방어벽

스포츠 가드는 말 그대로 외부의 강한 물리적 충격으로부터 치아, 잇몸, 턱, 그리고 뇌를 보호하기 위해 설계되었습니다. 복싱, 미식축구, 아이스하키 등 격렬한 스포츠에서 선수의 안전을 지키는 필수 장비입니다.

1) 충격 분산과 연조직 보호

외부에서 안면부로 충격이 가해질 때, 가드가 그 충격을 일차적으로 흡수하고 넓은 면적으로 분산시켜 특정 치아가 부러지거나 턱관절 또는 뇌에 충격이 집중되는 것을 막습니다. 그리고 입술이나 볼이 치아에 찢기지 않도록 보호합니다. 주로 말랑말랑하거나 탄성이 높은 열가소성 소재로 제작되어, 충격 흡수율을 극대화합니다.

2) 기능적 한계

스포츠 가드는 외부의 힘을 막는 데는 탁월하지만, 스플린트의 3대 효과(분산, 이완, 안정화)를 수행하지는 못합니다. 스포츠 가드는 단순히 치열을 덮는 형태로 제작되므로, 환자 턱관절의 정확한 안정위(CR)를 고려하지 않습니다. 오히려 장시간 사용하면 턱관절에 불필요한 스트레스를 줄 수도 있습니다. 그리고 턱 근육의 긴장을 해소하거나 신경 반사 회로를 차단하는 기능이 없습니다. 이 악물기 습관을 가진 사람이 스포츠 가드를 착용하면, 오히려 장치를 물고 근육에 더 강하게 힘을 줄 가능성이 있습니다.

장치	스포츠(마우스) 가드	스플린트
목적	외부 충격 방지	힘 분산, 근육 이완, 턱관절 안정화
재료	부드러운/탄성 있는 플라스틱	단단한 아크릴 수지
턱관절 위치	고려하지 않음 치아가 물리는 대로 제작함	필수적으로 고려함 치아가 아닌 턱관절의 위치 고려
근육 이완	기능 없음(오히려 긴장 유발)	주요 치료 효과(신경 반사 이용)

스포츠가드로 이갈이를 막을 수 없는 이유

말랑말랑하고 사용하기 편한 스포츠 가드를 끼고 잠을 자면 어떻게 될까요? 스포츠 가드의 부드럽고 탄성 있는 재질은 오히려 이 악물기 시 턱근육이 더 강하게 수축하도록 유도할 수 있습니다. 우리가 껌을 씹을 때처럼, 뇌는 장치를 완전히 물어뜯기 위해 더 많은 힘을 근육에 명령합니다. 이는 턱관절 근육의 피로와 통증을 악화시킬 수 있습니다.

스포츠 가드는 정밀한 교합 조정 과정이 없으므로, 장시간 장치를 끼는 것 자체가 부정확한 교합 간섭 또는 의도하지 않은 치아 이동을 유발할 수 있습니다. 밤새 턱관절에 스트레스를 주며 근육이 긴장된 상태로 잠에서 깨게 만듭니다. 스포츠(마우스)가드는 필요한 시간에만 단시간 착용해야 하는 장치입니다.

목적에 맞는 장치 선택이 중요

스포츠(마우스) 가드는 운동하는 동안에 외부의 강력한 충격으로부터 당신의 치아와 턱, 그리고 뇌를 지켜 주는 훌륭한 장치입니다. 하지만 우리의 치아와 턱관절 시스템을 파괴하는 힘에 대응하기 위해서는 스포츠(마우스) 가드가 아닌 스플린트를 사용해야 합니다. 스플린트는 턱관절의 위치를 안정화하고 턱 근육의 긴장 회로를 끊어, 치아를 파괴하는 힘을 조절할 수 있습니다.

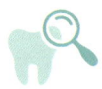

10. 미국치과협회의 권고

치과 치료의 글로벌 스탠더드(ADA)

미국 치과 협회(American Dental Association, ADA)의 권고는 단순한 가이드라인을 넘어 전 세계 치의학의 글로벌 스탠더드 역할을 합니다. ADA는 수많은 임상 연구와 과학적 근거를 바탕으로 치료법의 유효성과 안전성을 평가하며, 이들의 공식적인 입장은 해당 치료법의 공신력과 중요도를 대변합니다.

스플린트 치료, 특히 '교합 안정 장치(Occlusal Splint)'로 불리는 장치에 대해 ADA를 비롯한 여러 의학계가 내리는 평가는 매우 명확합니다. 스플린트는 턱관절 장애(Temporomandibular Disorder, TMD)와 이갈이/이악물기(Bruxism) 같은 힘의 문제에 대해 안전하고 효과적이며, 보존적인(비침습적인) 일차 치료법으로 권고됩니다. 이러한 권고는 스플린트 치료가 일부 환자에게만 필요한 부가적인 치료가 아니라, 턱관절 시스템의 안정과 치과 보철물의 수명 연장을 위한 근거 중심 치료임을 의미합니다.

TMD 치료의 첫걸음: 보존적 치료의 핵심

턱관절 장애(TMD)는 턱 근육, 턱관절, 신경 등 복합적인 요인으로 발생하는 통증과 기능장애를 포함합니다. ADA와 미국 국립 보건원(NIH)은 TMD 치료의 기본 원칙으로 '가역적이고 보존적인 치료(Reversible and Conservative Treatment)'를 최우선으로 제시합니다.

1) 가역성과 비침습성

- 보존적 접근: 스플린트 치료는 치아를 깎거나, 영구적으로 구조를 변화시키거나, 수술적 개입을 하지 않는 비침습적 치료입니다. 장치를 사용하다가 중단하거나 다른 치료법으로 전환하더라도 환자에게 영구적인 손상을 남기지 않는 가역적 치료입니다.

- ADA의 권고 이유: ADA는 돌이킬 수 없는 영구적인 변화(예: 광범위한 치아 삭제, 외과적 수술)를 일으키는 치료는 마지막 수단으로 남겨 두고, 스플린트처럼 안전하게 통증을 완화하고 기능을 회복시키는 방법을 먼저 시도하도록 권고합니다.

2) 통증 및 기능 개선의 일차적 선택

스플린트는 통증이 심한 TMD 환자에게 턱 근육의 긴장을 해소하고, 턱관절 디스크의 위치를 안정화시켜 통증을 빠르게 완화하는 가장 효과적인 방법으로 인정받습니다. 이는 단순한 진통제 복용이나 물리치료를 넘어선, 힘의 원인 자체를 컨트롤 할 수 있는 근본적인 치료이기 때문입니다.

치아와 보철물 보호의 과학적 근거

1) 과도한 힘의 차단

이갈이(Bruxism)와 이 악물기(Clenching)는 치아와 보철물 파괴의 주요 원인입니다. 수많은 연구들은 스플린트 착용이 밤샘 동안 발생하는 파괴적인 수직/수평 힘의 강도를 유의미하게 감소시킨다는 사실을 입증하고 있습니다. 스플린트는 이 힘을 흡수하고 분산시켜 치아와 보철물에 가해지는 직접적인 스트레스를 줄여 줍니다.

2) 보철물 수명 연장의 필수 요소

ADA는 임플란트, 크라운, 브릿지 등 고가의 보철물 시술 후 환자가 이갈이/이 악물기 습관을 가진 경우, 스플린트 착용을 보철물의 장기적인 수명 유지를 위한 필수적인 관리 수단으로 권고합니다. 임플란트의 실패나 크라운의 파손을 막는 '보험'으로서의 스플린트 역할은 분명합니다. 특히 임플란트는 치주인대가 없어서 힘에 취약하기 때문에 스플린트를 통해 그 완충 기능을 대신해야 합니다.

맞춤 제작 및 정밀 조정 스플린트의 가치

ADA와 전문 학회들이 권고하는 스플린트 치료는 대중적으로 판매되는 '온도를 높여서 꽉 물고 제작하는(Boil-and-Bite)' 형태의 저가 마우스 가드와는 명확히 구분됩니다.

스플린트는 환자의 턱관절 위치(CR)와 교합 상태를 정밀하게 진단하여 치과 전문의가 직접 제작하고 지속적으로 조정(Adjustment)해야 하는 장치입니다.

- 최적의 안정위 유도: 정밀하게 조정된 스플린트(치아가 닿는 면이 편평해서 미끄러지지 않아야 합니다)만이 턱 근육의 이완 스위치를 켜고, 턱관절을 스스로 안정된 위치로 유도할 수 있습니다.
- 위험 회피: 일반 마우스 가드는 턱관절 위치를 고려하지 않고, 특정 치아가 먼저 닿는 교합 불균형을 유발할 수 있으며, 조정 없이 장기간 사용 시 부정교합 또는 턱관절 장애를 유발할 수 있습니다.

미국 치과 협회(ADA)는 스플린트 치료가 단순히 통증 완화를 넘어, 치아와 턱관절 시스템 전체의 안정성을 확보할 수 있는 근거 기반의 치료임을 말해 주고 있습니다. 원인 모를 두통이나 턱관절 통증, 혹은 잦은 치과 보철물의 탈락, 재치료의 위험에 놓여 있다면, 스플린트의 착용을 진단과 치료의 첫 단계로써 추천드립니다. 스플린트 치료만의 차별화된 장점으로써, 가역적이고 보존적인 치료(Reversible and Conservative Treatment)는 ADA와 미국 국립 보건원(NIH)에서 치료의 기본 원칙으로 세우고 있는 '골든 스탠더드' 솔루션입니다.

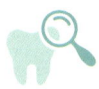

11. 스플린트, 보험 적용되나요?

스플린트 치료의 필요성과 그 효과에 대해 충분히 이해했다면, 그 다음으로 환자가 가장 고민하는 부분은 비용 문제입니다. 스플린트는 맞춤 제작 과정이 복잡하고, 정밀한 조정 기간을 필요로 하기에 일반적인 치과 치료에 비해 비용이 높습니다. 하지만 장기적인 관점에서 스플린트가 어떻게 '경제적인 치료'이자 '절약형 보험'이 될 수 있는지를 살펴보겠습니다.

턱관절 치료의 보험 적용 여부(국민건강보험 본인부담금)

1) 측두하악장애분석검사(17,900원)

턱이 아파서 치과에 내원하는 경우, 먼저 원인 진단을 위한 여러가지 검사를 하게 됩니다. 엑스레이로 관절의 형태를 검사하고, 입이 어떻게 벌어지는지(또는 안 벌어지는지), 관절의 형태와 저작근을 촉진하고, 구강 내 교합검사를 시행하게 되는데, 이런 검사들은 모두 국민건강보험에서 보장되는 항목입니다.

2) 분사신장치료(9,900원)

대부분 90% 이상은 저작근 또는 턱관절 주위 근육의 문제로 턱 통증을 느끼게 되는데, 근육의 동통 유발점에 냉각제를 분사하고, 스트레칭 운동을 처방한 경우에는 '분사신장치료' 항목으로 보험 적용을 받을 수 있습니다.

3) 단순자극요법(6,100원), 전기자극요법(6,900원), 복합자극요법(7,300원)

그 외에 턱관절 물리치료는 단순자극요법(온열 찜질), 전기자극요법(전기신경자극치료, 저주파 자극요법), 복합자극요법(재활저출력레이저, 이온삼투요법, 주사자극치료 등)으로 보험 적용을 받을 수 있습니다.

4) 스플린트: 비급여 항목

근육의 통증이 만성화되거나, 교합 문제, 또는 턱관절 자체의 문제에서는 분사신장치료나 물리치료로는 한계가 있는데, 그 때에는 스플린트 치료를 진행하게 됩니다. 스플린트 치료는 현재까지 보험으로 적용되지 않는 비급여 치료이기 때문에, 의료기관별로 비용이 다르게 책정될 수 있습니다. 이러한 스플린트 치료는 턱관절 안정위(CR) 유도와 정밀한 교합 조정이 필요하기 때문에 비용이 높습니다.

5) 실손 의료 보험(실비) 적용 여부

턱관절 치료의 실손 의료 보험(실비)의 적용 여부는 어떤 보험을 가입했는지에 따라 다르게 적용됩니다. 실비 청구를 위해서는 의료 기관에서 발급한 턱관절 장애 진단서 및 치료 내역서가 필수입니다. 보험사별 약관, 가입 시기, 턱관절 질환 치료에 대한 심사 기준이 매우 까다롭기 때문에 보험사에 확인하는 것이 중요합니다.

스플린트의 비용은 보험적용이 되지 않기 때문에 처음에는 부담스럽게 느껴질 수 있습니다. 이갈이나 이 악물기로 인해 치아나 보철물, 임플란트가 손상되면 재치료를 위한 비용이 스플린트 비용의 몇 배에 달하게 됩니다. 특히, 완충 기능을 하는 치주인대가 없는 임플란트를 여러 개 이상 시술받으셨다면, 스플린트는 임플란트의 수명을 연장시켜 주는 가장 경제적인 예방치료라고 볼 수 있습니다. 턱관절 장애로 인한 만성 두통과 목 통증으로 인한 시간, 경제적 비용도 스플린트로 예방할 수 있습니다.

치아 건강은 한번 무너지면 복구하는 데 드는 시간과 비용이 상당합니다. 환자분들과 치료 방법에 대해 상의할 때 마모된 치아를 씌우거나 임플란트를 하는 대신, 치아 전체와 턱관절을 보호할 수 있는 스플린트 치료를 권해 드릴 때가 있습니다. 스플린트 치료는 건강보험 적용이 되지 않는 비급여 치료이기 때문에, 다른 치료와 비교했을 때 저렴하지 않지만, 파괴적인 힘으로부터 치아와 보철물을 지킬 수 있는 가장 경제적인 수단입니다.

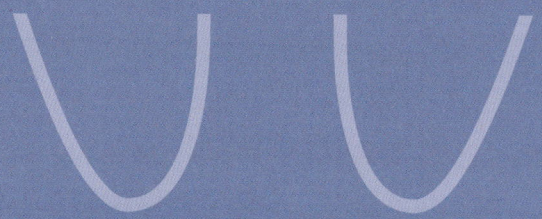

3부

스플린트 치료 실전 가이드

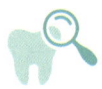

1. 스플린트의 종류(턱관절 장치, 나이트가드)

치과에서 입에 장착하는 장치는 그 목적에 따라 여러 종류들이 있습니다. 교정 치료 후에 치아 배열을 유지하기 위한 교정 유지 장치, 스포츠 중에 치아를 보호하기 위한 스포츠 가드는 앞서 설명드린 바 있습니다.

치과에서 사용하는 스플린트(Splint) 장치란 치아나 턱관절, 저작근에 작용하는 힘을 조절하거나 보호하기 위해서 입안에 장착하는 맞춤형 장치를 말합니다. 교합안정장치(occlusal appliance)라고 부르기도 하고, 목적에 따라 여러 종류들 있지만 저희 치과에서 사용하는 스플린트 장치는 크게 2가지 종류로 나눌 수 있습니다.

야간 보호용 스플린트(Nocturnal Protective Splint, NPS)

밤 시간 동안에 이갈이나 이 악물기 습관으로 인한 치아와 턱관절을 보호하는 데 중점을 둔 장치입니다. 치아의 법랑질이 닳거나, 보철물이 깨지는 것을 물리적으로 막는 방패 역할을 해 줍니다. 턱관절 통증이나 근육의 긴장 증상이 없는 경우에 치아를 보호하기 위한 목적으로 사용합니다.

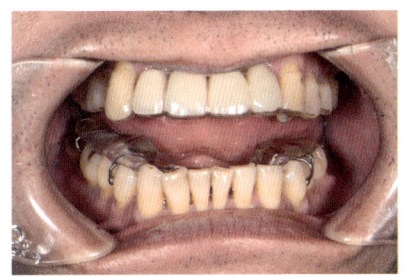 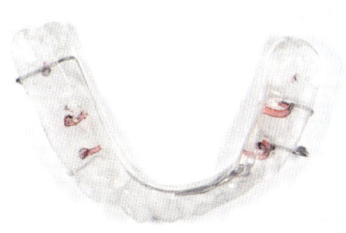

이를 좌우로 갈 때, 빨간 부분이 닿으면서 어금니를 보호해 주는 장치(NPS)

다수의 치아를 씌우거나 임플란트 치료를 받은 경우, 그 치료를 받게 된 원인이 파괴적인 힘 때문이라면, 그 환경을 변화시켜주지 않는 경우에는 치료의 결과가 오랫동안 유지되기가 힘듭니다. 턱관절의 위치가 안정적이라고 판단이 되는 경우에는, 턱관절에 가해질 수 있는 파괴적인 힘을 줄여 주기 위한 목적으로 밤에만 장착하는 장치를 사용합니다. 이러한 NPS 장치는 구치이개의 컨셉이 들어가야 하기 때문에, 정교한 교합조정이 필요합니다.

교합 안정용 스플린트(Even bite plate, EBP)

턱관절 통증이나 근육의 긴장 증상이 있는 경우에 치료 목적으로 쓸 수 있는 구강 내 장치들은 여러 가지들이 있는데, 저희 치과에서는 EBP라는 장치를 이용해서 턱관절의 위치와 교합을 진단하고, 치료 목적으로도 이용하고 있습니다.

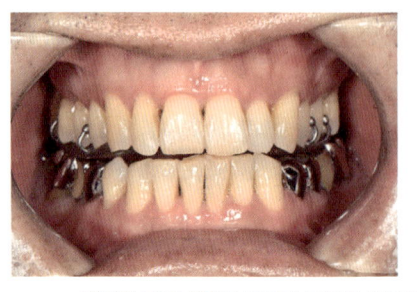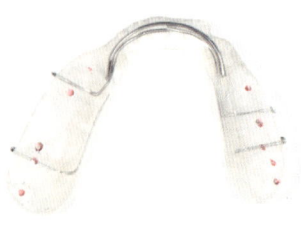

편평한 판에 치아가 고르게 닿으면서 턱을 편안한 위치로 유도하는 장치(EBP)

턱의 위치는 치아의 형태로 결정이 되는데, 치아의 위치가 좋지 않거나 마모되어서 관절의 위치가 뒤로 미끄러지면 턱관절 뒤쪽의 혈관과 신경을 누르면서 관절 증상이 나타납니다. 이러한 증상은 쉽게 재현이 가능한데, 손으로 턱을 뒤로 세게 밀어 보면 귀 앞쪽에서 상당한 압박감과 불쾌한 통증을 느껴 보실 수 있습니다.

현재 관절의 위치가 어디에 위치하는지는 간단한 엑스레이와 CT 촬영으로 진단할 수 있고, 정밀한 교합진단을 위해서는 EBP를 착용한 다음에 턱의 위치를 평가해 볼 수 있습니다. EBP를 착용하면 치아가 편평한 스플린트의 표면에 접촉하여 어느 한 곳으로도 미끄러지지 않게끔 정밀하게 조정합니다.

턱관절의 위치가 좋지 않은 환자분들이 EBP를 착용하면, 일단 관절에 느껴지는 압박이 해소되면서 통증이 줄어들고, 턱관절의 근육이 이완되면서 피로가 회복될 수 있는 상황을 만들어줍니다. EBP를 착용하면서 관절의 위치가 치아가 물리는 위치가 아닌, 새롭게 편안한 위치로 이동하면서 스플린트의 표면에 찍히는 빨간 교합점이 변하게 되는데, 그 위치가 어느 순간 일정해지면 턱관절의 위치가 안정되었다는 것을 임상적으로 확인할 수 있습니다.

턱관절 증상이 있거나, 증상은 없더라도 잠재적인 문제가 있는 경우에는 EBP로 턱관절의 위치가 안정이 되면, 그 위치를 기준으로 치아를 치료하게 됩니다. 턱관절이 안정된 위치에서(중심위, CR) 치아의 위치가 좋지 않다면 교정 치료가 필요하고, 치아의 위치는 좋은데 형태가 좋지 않다면 보철 치료나 수복 치료를 통해서 그 형태를 바꿔 주는 치료를 하게 됩니다.

턱관절이 편안한 위치를 찾고, 그 위치를 지킬 수 있는 치아의 위치와 형태를 만들었다면, 그 치료의 결과를 오래 가져가기 위해서 NPS를 사용합니다. 밤 시간에 일어나는 이갈이와 이 악물기의 파괴적인 힘은 아무리 강한 재료로 치아를 덮어씌우더라도 문제를 일으키게 됩니다. 치료의 결과가 오래 유지되기 위해서는 보이지 않는 힘(이갈이, 이 악물기)을 조절할 수 있는 스플린트(NPS)가 필요합니다.

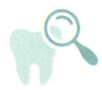

2. 소프트 vs 하드 스플린트:
내구성과 치료 효과의 차이

스플린트 장치를 처음 접하는 분들은 부드러운 것이 더 편하고 안전할 것이라 생각합니다. 실제로 일부 치과나 온라인 마켓에서는 소프트(Soft) 스플린트나 유연한 나이트 가드 형태의 장치가 권유되기도 합니다. 그러나 턱관절 장애(TMD)의 치료와 치아의 파괴 방지라는 목표를 위해서는 장치의 재질 선택이 중요하며, 결론만 간단히 말씀드리면 소프트가 아닌 단단한 '하드 스플린트'를 사용해야 합니다.

소프트 스플린트는 얼핏 편해 보이지만, 턱관절 시스템에 가해지는 힘의 역학을 전혀 이해하지 못한 접근 방식이며, 오히려 만성적인 턱 긴장을 악화시키고 치과 치료의 재발을 가속화할 수 있는 위험 요소를 가지고 있습니다.

소프트 스플린트의 문제점

소프트 스플린트가 턱관절 치료에 부적합한 가장 근본적인 이유는 바로 '근육의 수축을 유도한다'는 생체 역학적 특성 때문입니다.

1) 근육 수축 유도(씹는 행위 자극)

우리의 뇌는 입안에 탄성이 있고 씹히는 물질이 들어오면 본능적으로 씹으라는 명령을 턱 근육에 내립니다. 이는 음식을 부수기 위한 자연적인 반사 작용입니다. 부드러운 소재의 소프트 스플린트가 '씹히는 물질'로 인식됩니다.

이 악물기 습관이 있는 환자가 소프트 스플린트를 착용하면, 뇌는 무의식적으로 장치를 으깨기 위해 턱 근육에 평소보다 더욱 강력하고 장기적인 수축을 명령합니다. 이는 턱 근육의 긴장과 피로를 극대화시키고, 이로 인한 두통과 턱관절 통증을 오히려 악화시키는 결과를 초래합니다. 스플린트의 목표인 '근육 이완 스위치'를 켜기는커녕, '근육 긴장 스위치'를 켜는 결과를 초래합니다.

2) 교합 안정위 유도 실패

소프트 스플린트는 유연하기 때문에 환자가 이를 악물 때 장치 자체가 쉽게 변형되고 눌립니다. 장치가 변형되면 턱관절을 가장 안정된 위치 (CR)로 잡아 줄 수 없습니다. 턱관절은 계속 불안정한 상태에 머물게 되고, 관절 증상이 해소될 수 없습니다.

하드 스플린트가 필요한 이유

단단한 하드 스플린트(경성 아크릴 소재)는 스플린트 치료의 필수 요건입니다. 장치의 견고성이 바로 치료 효과의 핵심이기 때문입니다.

1) 근육 이완의 실현

하드 스플린트의 표면은 매끄럽고 단단하게 조정됩니다. 편평하고 견고한 표면에 치아가 닿을 때, 뇌는 더 이상 씹을 대상이 없다고 판단하고 턱 근육의 수축 반사를 중단시킵니다. 그 결과 턱 근육은 긴장을 풀고 이완 상태로 접어들며, 만성적인 근육통과 긴장성 두통이 해소됩니다.

2) 턱관절 안정위(CR) 확보

하드 스플린트는 재질이 단단하여 힘에 의해 변형되지 않습니다. 스플린트의 미세 조정을 통해 턱관절의 안정위(CR) 위치를 찾게 됩니다. 턱관절이 안정된 위치에서 휴식을 취하게 되면서 디스크 압력이 해소되고, 턱관절 통증이 줄어들며, 치아에 가해지는 비정상적인 힘이 분산됩니다.

소프트 vs 하드

구분	소프트 스플린트 (스포츠 가드 용도)	하드 스플린트 (교합 안정 장치)
재질	유연한 열가소성 수지 등	단단한 아크릴 수지
내구성	낮음 이갈이 힘에 의해 쉽게 찢어지거나 구멍이 남	높음. 파괴적인 힘에도 잘 견디며 치아를 보호함
치료 효과	거의 없음 (근육 긴장 유발 가능)	근육 이완, 턱관절 안정화, 통증 완화
보호 기능	외부 충격에 단순 보호 기능	힘의 분산을 통한 치아와 턱관절 보호

소프트 스플린트는 스포츠 가드 용도로만 사용해야 하는 장치입니다. 밤 시간 동안의 치아 보호 또는 턱관절 안정을 위한 스플린트는 하드 타입의 재질이어야 합니다.

소프트 스플린트가 제공하는 '부드러움'은 사용상의 편리함은 있지만 치료효과가 없습니다. 턱 근육의 긴장을 촉진하고, 턱관절을 불안정하게 만듭니다. 치료의 효과와 안전성은 결코 재질의 편의성으로 타협할 수 없는 영역이기 때문에 올바른 치료 장치를 선택해야 합니다.

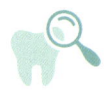

3. 위와 아래 중에서 어디에 할 것인가?

보통 스플린트 장치는 위쪽 또는 아래쪽 둘 중 하나로 제작하게 됩니다. 환자의 증상, 치료 목적, 치열의 상태에 따라 상악 또는 하악 중에서 하나를 선택하게 됩니다. 단순하게 사용 편의성 만을 고려하는 것이 아니라, 장치가 턱관절과 근육에 작용하는 생체 역학적(Biomechanics) 효과를 진단하고, 치료의 목적을 달성할 수 있는 위치로 장치를 제작하게 됩니다.

상악 스플린트(Upper Arch Splint)

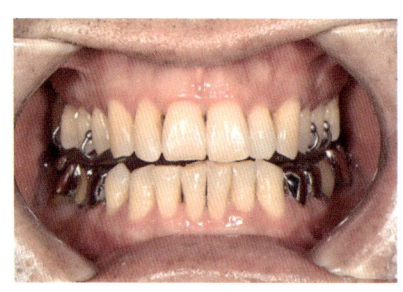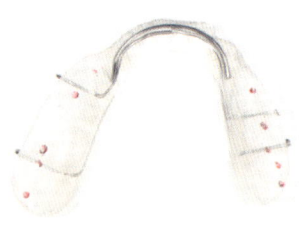

상악 스플린트는 가장 보편적으로 사용되는 형태이며, 턱관절 장애

(TMD)의 치료와 턱관절 안정위(CR) 유도에 효과적입니다. 저는 스플린트 중에서도 EBP(Even bite plate) 장치는 주로 상악으로 제작하고 있습니다.

상악(윗니)은 하악(아랫니)보다 치열궁이 넓기 때문에, 스플린트 장치의 교합면(씹는 면)을 더 넓고 평평하게 만들기가 용이합니다. 턱 근육의 긴장을 해소하는 신경 반사 회로를 차단하기 위해서는 매끄럽고 안정적인 교합면이 필수적입니다. 넓은 상악 스플린트는 하악 치아가 닿을 때 교합 간섭을 최소화하고 턱 근육을 이완시키는 최적의 환경을 제공합니다. 턱관절을 안정된 위치로 유도할 때, 상악 스플린트 표면을 기준으로 턱이 움직이는 방향을 찾아서 조정하기 비교적 수월합니다.

상악 스플린트가 치아의 바깥쪽 부분을 다 덮는 경우에 유지력은 좋을 수 있지만, 장치를 착용하는 데 상당히 불편하게 됩니다. 불편해서 쓰지 않는 장치는 아무 소용이 없을뿐더러, 불편함을 감수하고 빡빡한 장치를 계속 사용하는 경우에는 치아에 안 좋은 영향을 끼치게 됩니다. 치아의 바깥쪽까지 덮지 않고도 장치가 아래로 떨어지지 않으려면 정밀한 인상 채득과 기공 과정이 필요합니다.

하악 스플린트(Lower Arch Splint)

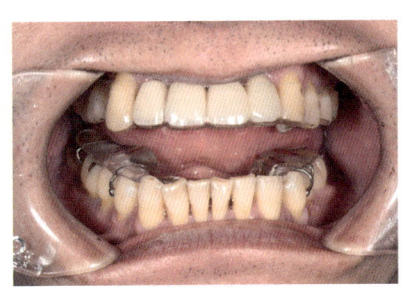 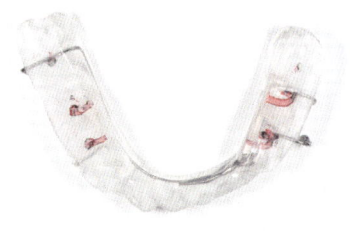

하악 스플린트는 보통 이갈이와 이 악물기 습관이 있는 환자분들에게 밤 시간에 착용하는 NPS 형태로 제작하고 있습니다.

상악 NPS는 구치이개를 위한 가이드를 송곳니 쪽에서 설정하는데, 그 위치와 형태를 삼차원적으로 만들고 조정하는 과정이 매우 까다롭습니다. 상악 스플린트를 착용하고 턱관절 증상이 더 심해지는 경우를 간혹 볼 수 있는데, 이는 장치의 가이드 부위가 턱관절을 오히려 뒤로 밀고 있는 경우가 있기 때문입니다. 하악 NPS의 경우는 구치이개를 위한 부위를 편평한 모양으로 제작할 수 있기 때문에, 상악보다 임상적으로 적용하기 쉽습니다.

하악 스플린트는 상악에 비해 장치의 크기가 작아서 이물감이 덜하고, 혀의 위치를 좀 더 좋은 곳(상악 전치부 구개측, 입천장 앞쪽의 오돌토돌한 부분)으로 유도할 수 있습니다. 밤 시간 동안 혀가 기도를 막아서 생기는 수면무호흡증을 완화할 수 있고, 기도 공간이 늘어나면 수면 시 산소 공급을 좀 더 원활하게 만들 수 있습니다.

스플린트 치료에서 가장 중요한 것은 환자의 턱관절을 안정된 위치로 유도하여 근육의 긴장을 풀고 치아와 턱관절에 발생하는 비정상적인 힘을 분산시키는 것입니다. 치열이 고르지 않은 경우에는 교정 치료 이후에 스플린트 치료를 하는 것이 더 효과적이겠지만, 교정 치료를 계획하고 있지 않은 경우에는 상, 하악 둘 중에서 더 적합한 위치를 진단하여 스플린트 장치를 만들게 됩니다. 스플린트의 위치는 딱 정해진 것이 아니라 '환자 맞춤형'으로 제작되어야 합니다.

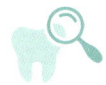

4. 스플린트 치료 과정 이해하기

스플린트는 턱이 편안한 위치에서 근육의 긴장을 해소하고, 턱관절과 치아에 걸리는 비정상적인 힘을 분산시키기 위해서 개인 맞춤으로 제작해야 하는 장치입니다. 스플린트 치료의 과정은 진단 및 준비, 장치 제작, 구강 내 장착 및 조정의 3단계로 나눌 수 있습니다.

1단계: 정밀 진단

스플린트 치료는 장치를 제작하기 전에, 환자의 턱관절 상태를 정확히 파악하는 것이 가장 중요합니다.

1) 임상 검사 및 TMD 진단

치과 의사가 턱관절 부위(귀 앞쪽)와 저작 근육(볼, 관자놀이)을 직접 촉진하여 근육의 긴장도, 압통점, 턱관절 소리 발생 유무와 정도를 확인합니다. 통증 발생 시기, 통증 강도, 이갈이/이 악물기 습관 등을 자세히 청취합니다. 업무 강도나 스트레스 정도를 파악하는 것도 진단에 도움이 됩니다. 입을 벌리고 다물 때의 턱 운동 경로, 최대 개구량(입 벌리는 정도) 등을 측정하여 턱관절 기능의 이상 유무를 분석합니다.

2) 방사선 및 영상 검사

파노라마/TMJ X-ray 사진을 찍습니다. 턱관절 뼈의 형태적 이상이나 퇴행성 변화, 치아 전체의 구조를 확인합니다. 턱관절 디스크의 위치 이상(전방 변위)이나 관절 상태 등, TMD의 정확한 원인 파악을 위해 삼차원적인 CT 영상 검사를 진행합니다.

3) 안모 및 교합 분석

환자의 현재 치아 맞물림(교합)이 어디가 높고, 어디가 간섭이 심한지를 분석하여 힘이 편중되는 지점을 파악합니다.

2단계: 장치 제작

진단 결과를 바탕으로 환자의 치료 목표에 맞는 장치를 제작하는 단계입니다.

1) 정밀 본뜨기(인상 채득 또는 구강 스캔)

스플린트를 장착할 악궁(상악 또는 하악)의 치아 모양과 잇몸을 정밀하게 본뜹니다. 장치의 적합성을 높여 혀의 이물감이나 발음에 미치는 영향을 최소화하기 위해 정확한 인상 채득이 필수적입니다. 최근에는 기공 과정에서의 오류가 적은 구강 스캐너를 사용하여 환자의 구강 모형을 만들어 낼 수 있습니다.

2) 턱관절 안정위 채득(가장 중요한 단계)

스플린트 제작과정의 핵심입니다. 치과 의사는 환자의 턱 근육을 이완시 킨 상태에서, 턱관절이 해부학적으로 가장 안정되고 편안한 위치(Centric Relation, CR)를 찾아냅니다. 이 CR 위치를 유지한 상태에서 장치 제작에 필요한 재료(실리콘 또는 왁스)를 물려 턱의 이상적인 위치 정보를 채득 합니다. 이 정보가 장치 표면 설계의 기준이 됩니다.

3) 기공소 제작

치과에서 채득한 정밀한 본과 CR 정보를 바탕으로, 치과 기공소에서는 변형이 없는 단단한 아크릴 수지(Hard Acrylic Resin)를 사용하여 맞춤형 스플린트 장치를 제작합니다.

3단계: 장착과 정밀 조정

장치가 완성되면 환자에게 장착하고, 장치가 환자의 턱관절 시스템과 조화롭게 작동하도록 정밀 조정하는 단계가 이어집니다. 이 조정 과정은 스플린트 치료의 효과를 결정하는 핵심 단계입니다.

1) 초기 장착 및 적합도 확인

장치를 환자의 치아에 장착하여 뜨는 부분은 없는지, 너무 꽉 끼거나 헐 거운 부분은 없는지 확인합니다. 장착 직후 발생하는 이물감이나 발음의 변화 등에 대해 환자에게 충분히 설명하고 적응을 돕습니다.

2) 교합 안정화 및 힘의 분산 확인

교합지를 이용하여 장치 표면에 하악 치아가 닿는 부분을 확인합니다. 초기에는 모든 치아가 동시에 균일하게 닿지 않을 수 있습니다. 치과 의사는 장치 표면을 미세하게 갈아내고 연마하여, 장치를 물었을 때 하악 치아 전체가 스플린트의 특정 지점에 균일하게 닿도록 만듭니다. 이 과정은 이갈이나 이 악물기 시 편중되는 힘을 없애고 턱 근육을 이완시키기 위해 필수적입니다. 장치를 착용한 상태에서 좌우로 턱을 움직여보거나 앞뒤로 밀어볼 때, 교합 간섭이 발생하지 않고 매끄럽게 유도되는지 확인합니다. 이는 파괴적인 수평 힘(이갈이)을 방지하는 핵심 작업입니다.

3) 주기적인 재조정과 관찰

환자는 장치 착용 후 1~2주 간격으로 치과를 방문하여 재조정(Re-Adjustment)을 받습니다. 스플린트를 착용하면서 턱 근육이 이완되고 턱관절이 안정위로 이동하면, 장치 표면에 새로운 힘의 접촉점이 생기거나 기존의 접촉점이 변하게 됩니다. 치과 의사는 이 변화를 확인하고 다시 장치를 미세하게 조정하여 치료의 완성도를 높입니다. 환자가 밤에 얼마나 강력하게 이를 갈았는지, 어느 부위에 힘이 집중되었는지 스플린트 표면의 마모 흔적을 통해 진단하고, 이를 바탕으로 다시 정밀 조정을 반복합니다.

스플린트는 단순한 주문 제작품이 아닙니다. 본뜨기를 통해 환자의 치아 형태를 정확히 담아내고, 턱관절 안정위 채득을 통해 턱관절의 이상적인 위치를 확보하며, 정밀 조정을 통해 턱 시스템 전체를 안정화시키는 과정을 거쳐야 비로소 치료 도구로서 기능할 수 있습니다. 스플린트 치료의 성공은 치과 의사의 정밀한 진단과 수많은 정밀 조정 횟수에 달려 있습니다. 이 과정을 충실히 이행할 때, 스플린트는 턱관절 통증을 해소하고 치과 치료의 수명을 보장하는 장치로 완성될 수 있습니다.

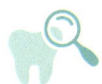

5. 스플린트 치료의 핵심: 교합 조정

스플린트 치료 과정에서 가장 중요하고 전문성이 요구되는 단계는 교합 조정(Occlusal Adjustment)입니다. 치과의사가 장치를 환자의 구강내에서 적합시키고, 장치 표면을 정밀하게 다듬는 조정 과정은 스플린트 치료의 성공과 실패를 좌우하는 핵심 과정입니다.

보철치료와 마찬가지로 스플린트 장치 치료도 마치 고급 양복을 맞추는 것과 같습니다. 아무리 좋은 원단(재료)으로 몸에 맞는 패턴(본뜨기)을 떴다 하더라도, 최종적으로 몸에 완벽하게 맞도록 재단(조정)하는 과정이 없다면 옷은 불편하고 제 기능을 할 수 없습니다.

스플린트의 3대 핵심 기능인 '근육 이완', '힘의 분산', '턱관절 안정화'를 만들어 내는 핵심이 교합 조정 과정에 있고, 이 과정의 중요성을 이해하는 것이 곧 스플린트 치료의 가치를 이해하는 것이라고 할 수 있습니다.

교합 조정이 필수적인 이유: '힘의 균형' 만들기

스플린트를 제작할 때 턱관절의 가장 안정적인 위치(CR)를 채득하려고 노력하지만, 턱 근육은 만성적인 긴장 상태에 있기 때문에 이완되는 데에는 시간이 걸립니다. 장치를 처음 착용한 이후 근육이 점차 힘 풀리면서 턱의 위치는 미세하게 계속 변합니다. 이 변화를 스플린트 표면에 반영하여 힘의 불균형을 해소하는 것이 교합 조정의 목표입니다.

1) 근육 이완 스위치 활성화

턱 근육이 긴장된 상태에서는 특정 치아나 보철물에만 힘이 비정상적으로 집중됩니다. 스플린트 표면을 완전하게 편평하고 매끄럽게 만들어야 합니다. 치아 전체가 스플린트에 동시에, 그리고 균일하게 닿도록 만듭니다. 이렇게 균일한 접촉을 확보하면 우리의 뇌는 '교합 간섭이 없다', '억지로 비켜 갈 필요가 없다'고 인식하여 턱 근육에 수축 명령을 내리는 반사 작용을 멈춥니다. 이것이 바로 스플린트의 제1 효과인 근육 이완 스위치를 활성화시키는 핵심 단계입니다.

2) 턱관절 안정위(CR) 유도

턱관절에 문제가 있는 환자는 근육의 긴장 때문에 턱관절의 안정된 위치를 찾지 못하고 계속해서 방황하게 됩니다. 입을 다물면 치아가 최대한 많이 닿는 위치로 입을 다물게 되는데, 이런 경우에는 이렇게 물렸다가 저렇게 물렸다가 하면서 정확한 위치가 없이 물게 됩니다. 앞서 근육의 이완 스위치를 활성화하는 것과 마찬가지로, 스플린트 표면을 편평하게 조정하여 턱이 스스로 편안한 위치에서 치아가 스플린트의 표면에 균일하게 닿도록 조정합니다. 스플린트의 표면에 일정하게 치아가 닿는 것을 확인하는 것이 임상적으로 턱의 위치가 안정되었다고 판단할 수 있습니다. 턱의 위치가 안정이 되면 디스크는 압박에서 해방되고, 만성적인 턱 통증이 줄어들기 시작합니다.

교합 조정의 과정: 마모 흔적을 읽고 다듬다

교합 조정은 환자의 상태 변화에 따라 주기적으로 반복하는데, 보통 1주일 간격으로 스플린트에 치아가 닿는 부위를 체크합니다.

1) 마모 흔적 판독

치과 의사는 교합지(Articulating Paper)라는 얇은 색깔 용지를 이용하여 환자에게 장치를 물게 하고 턱을 움직이게 합니다. 교합지에 진하게 찍힌 부분은 '강하게 닿는 지점(High Point)'이며, 턱 시스템에 과도한 압력을 가하는 간섭 요소입니다. 반면, 흐릿하게 찍힌 부분은 접촉이 약하거나 없는 부분입니다. 몇 주간 장치를 사용하다 보면, 스플린트 표면에 환자의 이갈이 패턴에 따른 긁힌 흔적(마모 흔적)이 나타납니다. 이 흔적을 관찰해 보면 힘이 어느 방향으로 편중되는지 알 수 있습니다.

2) 연마(Grinding)와 조정

치과의사는 회전 버(Bur)를 이용하여 교합지에 진하게 찍힌 간섭 부위를 정교하게 갈아냅니다. 모든 치아가 동시에 균일한 압력으로 스플린트에 닿도록 조정합니다. 스플린트의 표면에서 치아가 닿아서 미끄러지지 않도록 주의하며 조정합니다. 이 조정 과정은 한 번으로 끝나지 않으며, 턱 근육이 완전히 이완되고 턱관절이 안정된 위치를 찾을 때까지 수차례 반복됩니다. 이 재조정 과정 자체가 곧 턱관절 시스템을 재교육하고 치료허는 과정입니다.

교합 조정을 생략한 장치의 위험성

온라인에서 판매되는 단순 나이트 가드는 교합 조정 과정이 생략되거나 미흡합니다. 이러한 장치는 다음과 같은 문제를 일으킬 수 있습니다.

1) 턱관절 통증 악화
조정되지 않은 장치는 오히려 특정 치아에만 힘을 집중시켜 새로운 교합 간섭을 유발할 수 있습니다. 이는 턱관절의 불필요한 움직임을 강요하여 턱관절 통증과 디스크 문제를 악화시킵니다.

2) 근육 긴장 심화
불균형한 접촉면은 뇌에 혼란을 주어 턱 근육의 긴장을 해소하기는커녕, 근육의 피로를 가중시켜 만성 두통을 유발할 수 있습니다.

3) 치아의 미세 변위
잘못 조정된 장치를 장기간 사용할 경우, 장치가 치아를 특정 방향으로 밀어내 치아 배열 자체를 미세하게 변형시킬 위험도 있습니다.

스플린트는 단순히 치아를 덮는 보호 장치가 아닙니다. 스플린트 치료의 가치는 단단한 아크릴 소재가 가진 정교한 표면을 통해 환자의 턱관절 시스템을 가장 편안한 상태로 세팅하는 것에 있습니다. 이러한 세팅이 바로 교합 조정 과정이며, 맞춤 양복을 만드는 것처럼 세밀한 조정 과정이 필수적입니다. 장치가 아무리 비싸더라도 교합 조정 과정이 제대로 되지 않으면, 그것은 단순한 플라스틱에 불과합니다. 다른 치과 치료와 마찬가지로 스플린트 치료가 성공하기 위해서는 정밀한 진단과 주기적인 교합 조정이 가장 중요합니다. 교합 조정이야말로 스플린트 치료를 '치과 치료의 완성'으로 이끄는 핵심입니다.

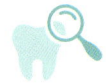

6. 스플린트 첫 72시간 완전 가이드

나이트가드(스플린트)는 처음 3일을 잘 적응하는 것이 중요합니다.

- 첫 24시간: "적응기" — 가볍게 착용하고 기록을 남기기
- 24-48시간: "미세 조정 전 단계" — 불편 지점을 정확히 표시
- 48-72시간: "안정화" — 남는 불편은 내원해 미세 조정

왜 첫 72시간이 중요할까요? 나이트가드(스플린트)는 치아·보철 파절 예방, 교합 안정화, 턱관절·근육 부담 완화를 돕는 보호 장치입니다. 다만 처음 3일은 혀·볼·턱 근육이 나이트가드(스플린트)에 적응하는 시기라 침이 많이 고이거나, 말하기가 어색하고, 특정 치아가 눌리는 느낌이 많이 생깁니다. 이때 올바른 착용법과 관리방법을 지키면 불편감이 줄어들고, 장치의 조정도 수월하게 할 수 있습니다.

첫날(0-24시간): "적응기"

목표: 안전하게 착용 시작, 불편 신호를 관찰

1) 착용 체크(거울 앞 30초)

- 장치가 양쪽 대칭으로 들어갔는지 확인
- 손가락으로 양쪽 어금니 부위에 맞춰서 약한 힘으로 '스르륵' 끼우기
- 위아래 치아를 깨물어서 끼우지 않기

2) 느낄 수 있는 정상 반응

- 침 분비 증가, 혀/볼의 이물감, 말하기 어색함
- 아침에 턱 근육 뻐근함이 0-10 중 2-3 정도는 정상 적응 범위

3) 절대 금지

- 뜨거운 물(60℃ 이상) 접촉 → 변형 위험
- 치약(연마제)으로 문질러 닦기 → 미세 스크래치, 냄새/착색 ↑
- 스스로 갈아내거나 불로 가열해 모양 바꾸기

4) 관리 루틴(아침 3분)

- 미지근한 물 + 중성 세정제(또는 권장 세척액)로 부드러운 칫솔 세척
- 완전 건조 후 케이스 보관
- 반려동물 접근 금지(가장 흔한 분실/파손 원인)

둘째 날(24-48시간): "미세 조정 전 단계"

목표: 불편 부위를 기록하기

1) 체크 방법(2분 루틴)
- 아침: 눌리는 치아/부위를 스마트폰 메모에 기록(그림 가능)
- 강도(0-10), 위치(예: 오른쪽 아래 송곳니), 시간대(아침/저녁), 유발 행동(딱딱한 음식/스트레스) 기록
- 불편한 부위가 닿는 장치 부위를 네임펜으로 표시해서 내원

2) 자연히 좋아지는 반응
- 침 고임, 발음 어색함은 48시간쯤부터 감소
- 눌림 통증이 하루가 지날수록 강도가 줄어든다면 적응 양호

3) 스스로 할 수 있는 완화법
- 미지근한 물로 가글, 턱 스트레칭(과도한 개구 운동 금지)
- 취침 2-3시간 전 카페인·알코올 줄이기(이갈이 빈도 ↑ 요인)

셋째 날(48-72시간): "안정화"

목표: 치과 내원 후 조정이 필요한지 구분하는 단계
- 여전히 한 부위가 콕콕 쑤시듯이 아프다.
- 볼/잇몸에 반복적으로 쓸린다.

- 통증 강도가 7/10 이상, 이틀 이상 지속된다.
- 장치가 헐거워서 떨어질 것 같다.
- 위아래 치아로 물었을 때, 한쪽이 뜬다.
- 장치에 금이 가거나 깨진 부분이 보인다.

이런 경우 스스로 참지 말고 내원해서 조정을 받으세요. 나이트가드(스플린트) 치료 중 조정은 반드시 필요한 단계입니다.

자주 묻는 질문(FAQ)

Q. 처음부터 꽉 씹어 맞춰야 하나요?
A. 아니요. 의도적으로 강하게 물어 맞추지 않습니다. 과도한 압박은 통증과 마모를 늘립니다.

Q. 치약으로 닦으면 안 되나요?
A. 일반 치약의 연마제가 미세 스크래치를 만들어 착색, 냄새, 세균 부착을 늘립니다. 미지근한 물 + 중성 세정제(또는 권장 세정액)를 권합니다.

Q. 발음이 너무 어색해요. 정상인가요?
A. 대개 48시간 전후로 나아집니다. 업무상 대화가 많다면 집에서 10-15분 책 읽기 연습을 하면 적응이 빠릅니다.

Q. 나이트가드가 '턱관절 문제'를 다 해결하나요?

A. 아닙니다. 나이트가드는 보호/부하 완화/교합 안정에 도움을 주지만, 원인(스트레스, 수면위생, 자세 등)에 따라 보조 치료가 함께 필요할 수 있습니다.

Q. 몇 시간 착용이 적당하죠?

A. 보통 수면 시간 전후로 착용합니다. 낮에도 이 악무는 습관이 뚜렷하면, 진료실 지시에 따라 데이타임 보조 착용을 병행하기도 합니다.

Q. 스스로 갈아내서 편하게 만들면 안 되나요?

A. 절대 금지. 장치의 교합 디자인이 무너져 오히려 통증·파절·효과 저하를 부릅니다. 불편은 미세 조정으로 해결하세요.

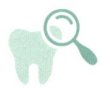

7. 스플린트의 세척과 보관, 변형 대처법

스플린트는 치아와 보철물, 턱관절 시스템 전체를 보호하는 중요한 치료 도구입니다. 그러나 관리를 소홀히 하면 제 기능을 다하지 못할 뿐만 아니라, 구강 위생 문제나 장치 변형을 일으켜 오히려 치아 건강을 해칠 수도 있습니다.

스플린트는 구강 내에서 밤새 침과 미생물, 음식물 찌꺼기와 접촉하므로, 정확하고 일관된 세척 및 보관 습관이 장치 수명과 치료 효과에 영향을 줍니다. 특히, 스플린트의 주재료인 단단한 아크릴 수지는 온도 변화에 매우 민감하여 변형을 막기 위한 보관법을 알려 드리겠습니다.

스플린트 세척 방법

세척의 목표는 장치 표면에 부착된 플라크(Plague), 세균, 그리고 침 속의 석회 성분을 제거하여 스플린트의 표면을 청결하고 매끄럽게 유지하는 것입니다.

1) 사용 후 즉시 세척(기본 원칙)

스플린트를 입에서 빼는 즉시, 흐르는 찬물 또는 미지근한 물에 헹궈 침과 이물질을 씻어냅니다. 부드러운 칫솔(치아용 칫솔과 분리 권장)과 액체 형태의 주방 세제 또는 중성 비누를 사용하여 스플린트의 안쪽과 바깥쪽, 씹는 면(교합면)을 꼼꼼히 닦습니다.

치약을 묻혀서 스플린트를 닦지 마세요. 치약에는 연마제 성분이 포함되어 있어서 칫솔로 아크릴 장치 표면에 미세한 흠집을 내게 됩니다. 이 흠집 사이로 세균과 곰팡이가 번식하기 쉬워져 장치 수명을 단축시키고 위생 문제를 일으킵니다.

2) 전용 세정제 사용(주 1~2회 권장)

칫솔질만으로 제거하기 어려운 세균, 곰팡이, 그리고 석회화된 침 침전물을 제거하는 데 효과적입니다. 틀니 세정제나 교정 장치 전용 세정제를 사용하여 세정제 포장재에 안내된 시간(보통 10~15분) 동안 장치를 담가 둡니다. 장시간 담가 두는 것은 장치 재질에 악영향을 줄 수 있으므로 권장 시간을 지켜야 합니다. 세정제를 사용한 후에는 잔여 화학 성분이 남지 않도록 흐르는 물에 깨끗이 헹궈냅니다.

스플린트 보관 방법

스플린트의 핵심 재료인 아크릴 수지는 온도 변화에 매우 취약하며, 변형이 일어나면 장치가 치아에 맞지 않게 되어 교합 조정이 틀어지고 치료 효과가 상실됩니다.

1) 뜨거운 환경 금지

뜨거운 물에 장치를 담그거나 삶는 행위(소독 목적이라도 절대 금지)는 스플린트를 영구적으로 변형시킬 수 있습니다. 뜨거운 물뿐만 아니라, 뜨거운 음료 옆, 사우나, 자동차 내부 등 고온 환경에 장치를 방치하는 것도 변형을 일으킬 수 있으니 절대 피해야 합니다.

2) 습하고 서늘한 환경

스플린트를 착용하지 않을 때는 전용 보관 케이스에 넣어 보관해야 합니다. 아크릴 장치가 건조해지면 미세하게 수축하며 변형될 수 있습니다. 이를 방지하기 위해 케이스에 넣기 전 젖은 상태로 넣거나, 케이스 안에 깨끗한 물을 약간 넣어 습한 상태를 유지하며 보관하는 것이 가장 좋습니다.

장치 변형 및 파손 시 대처법

스플린트가 변형되거나 파손되는 경우에는 장치를 착용하지 말고, 바로 치과로 내원하여 조치해야 합니다.

1) 장치 변형이 의심될 때

장치를 착용했을 때 치아가 이전보다 헐거워지거나, 특정 부위가 갑자기 아프게 느껴진다면 변형을 의심해야 합니다. 절대로 환자 스스로 장치를 억지로 누르거나 힘을 주어 형태를 바꾸려 하면 안 됩니다. 장치를 케이스에 넣어 보관한 후, 즉시 치과에 연락하여 재조정(Re-Adjustment) 또는 수리를 요청해야 합니다.

2) 장치 균열 또는 파손

심한 이갈이나 이 악물기 힘에 장치가 파손되거나, 실수로 떨어뜨렸을 때 발생합니다. 파손된 장치를 그대로 착용하다 보면 파손된 부분이 날카로워서 구강 내 상처를 유발할 수 있으며, 장치가 정상적인 교합 안정 위치를 제공하지 못해서 턱관절 증상을 악화시킬 수 있습니다. 파손된 스플린트를 치과에 가져가면 수리가 가능하고, 수리가 불가능할 경우에는 재제작이 필요합니다.

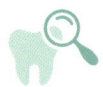

8. 기성품 스플린트가 턱관절을 망가뜨리는 이유

쉽고 저렴한 유혹, 기성품 스플린트

인터넷이나 약국에서 판매되는 기성품 스플린트(Over-the-Counter Splint), 또는 '끓여서 물어 제작하는(Boil-and-Bite)' 형태의 마우스 가드는 저렴하고 접근성이 높습니다. 턱 통증이나 이갈이 증상으로 고민하는 많은 이들이 전문 치과 치료의 부담을 덜기 위해 이러한 '자가 치료' 방식에 현혹됩니다.

그러나 스플린트는 단순한 플라스틱 장치가 아니라 정밀한 의료 기기입니다. 전문적인 진단과 조정 과정 없이 제작된 기성품 스플린트는 턱관절 시스템에 교합 간섭을 유발하여, 증상을 완화하기는커녕 턱관절을 망가뜨리는 위험을 초래할 수 있습니다.

턱관절을 망가뜨리는 근본 원인

기성품 스플린트가 턱관절에 해로운 가장 결정적인 이유는 환자의 턱관절 안정위(Centric Relation, CR)를 고려하지 않기 때문입니다.

1) 턱관절의 '불안정한' 위치 고정

기성품 스플린트는 물의 열을 이용해 재질을 부드럽게 한 후, 환자가 현재의 불안정한 상태에서 꽉 물어 치아의 형태만 복제합니다. 환자가 이를 물 때 턱관절은 이미 근육의 긴장이나 디스크 이탈 때문에 비정상적인 위치에 놓여 있을 가능성이 높습니다. 기성품 장치는 턱관절을 가장 편안하고 안정적인 CR 위치로 유도하는 것이 아니라, 기존의 잘못된 교합 위치와 불안정한 턱 위치를 그대로 플라스틱에 고정시켜 버립니다. 밤새 이 불안정한 위치에서 턱을 움직이게 되면 턱관절에 가해지는 스트레스와 압력은 더욱 심해집니다.

2) 교합 간섭 유발

기성품 장치는 표면이 고르지 못하거나, 턱을 움직일 때 특정 부위만 닿게 만드는 교합 간섭(Occlusal Interference)을 유발하기 쉽습니다. 교합 간섭이 발생하면 뇌는 이를 '이물질'이나 '방해물'로 인식하고, 이 간섭을 피하거나 제거하기 위해 턱 근육에 비정상적인 수축을 명령합니다. 이는 턱 근육의 과긴장과 피로를 가중시켜 만성적인 통증과 두통을 악화시킵니다. 이는 스플린트의 핵심 목적인 '근육 이완 스위치'를 켜는 대신, '근육 긴장 스위치'를 켜는 것과 같습니다.

소프트 재질의 역효과: 턱관절 시스템의 혼란

대부분의 기성품 스플린트는 제조 및 사용의 편의성을 위해 부드러운 (Soft) 재질로 만들어집니다. 이는 위에서 설명한 하드 스플린트의 치료 원리와 반대되는 것입니다.

1) 씹는 행위 자극

부드러운 재질은 뇌에게 '씹을 대상'으로 인식되어, 환자가 무의식중에 장치를 더욱 강하게 악물도록 유도합니다. 이로 인해 턱 근육의 압력이 증가하고 턱관절에 전달되는 스트레스가 심화되어 증상이 악화됩니다.

2) 턱관절 디스크의 압력 해소 실패

턱관절의 압력을 해소하고 디스크가 제자리를 찾도록 유도하려면 장치가 변형되지 않고 안정된 공간을 제공해야 합니다. 소프트 재질은 이갈이 힘에 눌리고 변형되어 이러한 안정 공간을 제공하지 못하며, 디스크에 가해지는 압력을 효과적으로 줄이지 못합니다.

구분	기성품/소프트 스플린트	하드 스플린트(교합 안정 장치)
목적	단순 치아 보호, 이갈이 소리 감소	힘의 분산, 근육 이완, 턱관절 안정화
제작 방식	자가 제작(열성형)	치과 의사가 정밀 진단 후 맞춤 제작
교합 조정	없음(교합 간섭 해결 불가)	주기적인 정밀 교합 조정 필수
턱관절 안정위(CR)	불안정하게 만듦	CR 위치 유도가 핵심
치료 효과	증상 악화 가능성	턱관절 통증 및 기능 장애 치료

치아는 보호할 수 있어도 턱관절은 망가뜨린다

기성품 스플린트를 사용함으로써 치아 표면의 마모를 '일시적으로' 막을 수는 있을지 모릅니다. 하지만 이는 파괴적인 힘을 치아에서 턱관절로 옮겨 주는 것에 불과합니다. 치과 의사의 정밀한 진단과 주기적인 교합 조정이 생략된 스플린트는 턱관절의 안정성을 보장받을 수 없고, 근육의 과긴장을 유도하며, 장기적으로는 턱관절 디스크의 손상을 초래할 수 있습니다. 스플린트 치료는 턱관절 시스템에 걸리는 힘의 불균형을 바로잡는 치과치료 행위입니다. 턱관절에 통증이나 기능 장애가 있다면, 전문적인 스플린트 치료를 통해서 턱관절 건강을 지켜야 합니다.

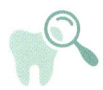

9. 잘못된 스플린트 착용 시 부작용

스플린트(교합 안정 장치)는 정밀한 진단과 조정 과정을 통해서, 턱관절 장애(TMD)와 만성적인 치아 파괴를 치료하는 가장 효과적인 비침습적 치료 도구입니다. 하지만, 잘못된 방식으로 제작되거나 부주의하게 착용될 경우 치료 효과는커녕 부작용을 초래하여 턱관절 시스템 전체를 더 큰 위험에 빠뜨릴 수 있습니다.

"왜 내 스플린트는 통증이 심해질까요?", "스플린트 때문에 이가 더 틀어지는 것 같아요"라는 환자들의 호소는 대부분 '잘못된 스플린트' 또는 '잘못된 착용 습관'에서 비롯됩니다. 스플린트 치료가 오히려 독이 되지 않기 위해서, 발생 가능한 주요 부작용과 그 원인을 알아보겠습니다.

제작 및 조정 오류로 인한 부작용

가장 심각하고 근본적인 부작용은 스플린트가 환자의 턱 시스템에 맞지 않게 제작되거나 조정되지 않았을 때 발생합니다.

1) 턱관절 통증 및 근육 긴장 악화

스플린트 제작 시 턱관절의 안정위(CR)를 정확하게 채득하지 못했거나, 장착 후 교합 조정(Adjustment)이 제대로 이루어지지 않았을 때 발생합니다. 장치 표면에 먼저 닿는 교합 간섭 점이 있으면, 뇌는 이를 해소하기 위해 턱 근육에 과도한 수축 명령을 지속적으로 내립니다. 이는 만성적인 근육 긴장과 피로를 심화시켜 턱관절 통증과 긴장성 두통을 오히려 악화시키는 주요 원인이 됩니다. 치료를 위해 장치를 착용했음에도 불구하고 아침에 턱이 더 뻐근하고 통증이 심해지는 역설적인 상황이 발생합니다.

2) 치아 배열의 변화 및 부정교합 유발

부분적으로만 치아를 덮는 스플린트나 정밀 조정이 안 된 장치를 장기간 사용했을 때 발생합니다. 장치가 닿는 부분과 닿지 않는 부분 사이에 높이 차이가 지속되면, 치아는 이 힘의 불균형을 따라 이동하거나 정출(솟아남)하려는 경향을 보입니다. 그렇게 되면 기존의 치아 맞물림이 틀어지거나, 특정 치아만 맞닿는 새로운 부정교합이 유발될 수 있습니다.

3) 턱관절 디스크 문제 심화

턱관절 디스크의 통증은 소프트(Soft) 스플린트나 유연한 기성품 마우스 가드를 사용했을 때 발생하기 쉽습니다. 이러한 장치는 턱관절의 압력을 해소하지 못하고 오히려 턱 근육의 수축을 유도합니다. 근육 수축으로 인해 턱관절이 불안정해지고 압력이 증가하여 디스크의 이탈이나 손상이 더욱 가속화될 수 있습니다. 턱관절 소리('딱' 소리)나 개구 장애(입 벌리기 어려움) 증상이 심해질 수 있습니다.

부주의한 관리 또는 사용 습관으로 인한 부작용

장치가 아무리 잘 제작되었더라도, 잘못된 관리나 사용습관으로 인해
부작용이 발생할 수 있습니다.

1) 장치 변형으로 인한 부작용

장치를 뜨거운 물에 헹구거나 삶거나, 자동차 내부 등 고온에 방치하여
아크릴 재질이 변형되었을 때 발생합니다. 변형된 장치는 치아에 맞지 않
아 교합 간섭을 유발하며, 이는 제작 오류와 마찬가지로 치아나 턱관절
통증을 유발시킵니다. 변형이 심할 경우에는 장치 자체를 착용할 수 없게
됩니다.

2) 구강 및 장치 위생 불량

스플린트를 닦을 때 일반 치약(연마제 포함)을 사용하거나, 세척을 소
홀히 하여 장치 표면에 세균과 곰팡이가 번식했을 때 발생합니다. 구강
내에서 세균이 과도하게 번식하여 잇몸 염증(치은염)이나 구취를 유발할
수 있습니다. 또한, 치약의 연마제가 낸 미세한 흠집은 장치 표면을 거칠
게 만들어 세균 번식을 가속화하고 위생 관리를 어렵게 만듭니다.

3) 불규칙한 착용 습관

턱관절 증상이 호전된 후 임의로 착용 시간을 줄이거나 중단했을 때 발

생합니다. 턱 근육과 턱관절은 안정위를 찾았더라도, 이갈이/이 악물기 습관 자체는 단기간에 사라지지 않습니다. 착용을 중단하면 파괴적인 힘이 다시 치아와 관절에 가해지기 시작하여 증상이 재발합니다.

스플린트는 환자의 턱관절 시스템을 재설정하는 치료 장치입니다. 그만큼 섬세한 제작과 지속적인 관리가 필요합니다. 잘못된 스플린트 착용은 단순히 치료가 실패하는 것을 넘어, 턱관절과 치아 시스템을 손상시키고, 통증을 유발하는 결과를 가져올 수 있습니다. 안전하고 성공적인 스플린트 치료를 위해서는 치과의사의 정밀한 진단과 장치 조정이 필수적이고, 말랑말랑한 기성품의 사용은 피해야 합니다.

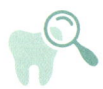

10. 턱관절 치료에 도움이 되는 약물/물리치료와 보톡스

턱관절 장애(TMD) 치료의 다각적 접근

턱관절 장애(TMD)는 단순히 턱관절이나 치아의 문제로만 발생하는 것이 아닙니다. 턱 주변의 저작근(씹는 근육)뿐만 아니라 목, 어깨 근육의 만성적인 긴장, 스트레스, 잘못된 자세 등 복합적인 요인이 작용하여 턱관절 통증과 기능 이상을 일으킵니다.

스플린트(교합 안정 장치) 치료가 턱관절 시스템의 구조적인 문제와 힘의 불균형을 해결하는 동안, 물리치료와 보톡스 주사는 주변 근육의 긴장과 통증을 완화하여 스플린트 치료의 효과를 높일 수 있는 보조 요법으로 활용됩니다.

턱관절 물리치료(긴장된 근육의 이완)

물리치료는 턱관절과 주변 근육의 긴장을 해소하고 혈액 순환을 개선하여, 스플린트가 유도하는 턱관절의 안정위(CR)에 근육이 빠르게 적응하도록 도움을 줍니다.

방법	목표	역할 및 효과
온열/냉찜질, 레이저 치료	근육 통증 및 염증 감소	혈액 순환 촉진 및 염증 반응 억제를 통한 통증 완화
저주파 전기 자극 치료 (TENS)	근육 이완 및 재활	근육에 미세한 전기 자극을 주어 긴장된 근육을 이완시키고 통증 전달을 차단
초음파 치료, 수동 조작술 (Manual Therapy)	관절 가동 범위 확보	턱관절 주변의 섬유화된 조직을 이완시키고 관절 움직임을 부드럽게 개선

스플린트를 처음 착용하면 근육은 새로운 턱 위치에 적응하는 데 시간이 걸립니다. 물리치료를 통해서 근육을 이완시켜서 스플린트의 효과를 높일 수 있습니다. 물리치료를 통해 근육이 이완된 상태에서 스플린트의 교합 조정(Adjustment)을 진행하면, 의사가 환자의 턱관절 안정위(CR)를 좀 더 빠르고 정확하게 파악하고 장치에 반영할 수 있습니다. 또한, 만성 통증과 염증을 빠르게 해소하여 환자가 스플린트 착용 기간 동안 일상생활의 불편함을 덜 느끼도록 돕습니다.

보톡스 주사(파괴적인 힘의 차단)

보톡스(보툴리눔 톡신) 주사는 이갈이(Bruxism)나 이 악물기(Clenching) 습관으로 인해 저작근(주로 교근, 측두근)이 과도하게 발달했거나 긴장도가 심한 환자에게 사용되는 약물 요법입니다.

1) 보톡스의 작용 원리

보톡스는 근육에 주입되어 신경 말단에서 근육으로 전달되는 신경 전달 물질(아세틸콜린)의 분비를 일시적으로 차단합니다. 그 결과 근육의 수축력이 현저히 약화되거나 부분적으로 마비됩니다. 이는 턱 근육의 부피를 줄이는 미용적 효과(사각턱 개선)뿐만 아니라, 턱관절 치료의 핵심인 파괴적인 힘을 차단하는 치료적 효과를 가집니다.

2) 스플린트 치료에서의 역할

스플린트는 단단한 재질로 만들어져 힘을 분산시키지만, 극심한 이갈이 환자의 힘은 스플린트 표면 자체를 긁어내거나 장치를 손상시키고, 턱관절에 과도한 압력을 가할 수 있습니다. 보톡스는 턱 근육의 힘을 일시적으로 약화시켜, 스플린트가 턱관절 안정위(CR)를 유도하고 근육을 재교육할 수 있는 시간을 벌어 줍니다. 근육이 이완되는 동안 스플린트 조정이 더욱 효과적으로 이루어집니다.

3) 보톡스 주의사항

보톡스 효과는 영구적이지 않으며, 보통 3~6개월 후 점차 약해집니다. 따라서 보톡스 주사만으로는 턱관절 장애(TMD)의 근본적인 치료는 불가능하며, 스플린트 치료와 병행하여야 합니다. 보톡스가 근육의 힘을 약화시키는 동안 스플린트가 구조적인 안정성을 확보하는 것이 핵심입니다.

통합적인 접근의 중요성

1) 스플린트(구조): 턱관절의 안정위와 교합 균형을 잡아 주는 근본적이고 가역적인 치료입니다.

2) 물리치료(기능): 주변 근육의 긴장과 통증을 해소하여 턱 운동의 기능을 개선합니다.

3) 보톡스(힘 조절): 과도하고 파괴적인 근육의 힘을 일시적으로 차단합니다.

환자의 증상에 따라 이 세 가지 요법 중 하나 또는 둘 이상이 결합되어 개별 맞춤 치료 계획이 수립됩니다. 턱관절 장애의 치료는 단순히 장치나 약물 치료로 하나만으로 끝나는 것이 아닙니다. 특히 심각한 통증이나 근육 문제를 가진 환자에게는 이와 같은 다학제적(Multidisciplinary) 접근이 빠르고 효율적인 치료 결과를 가져다줍니다.

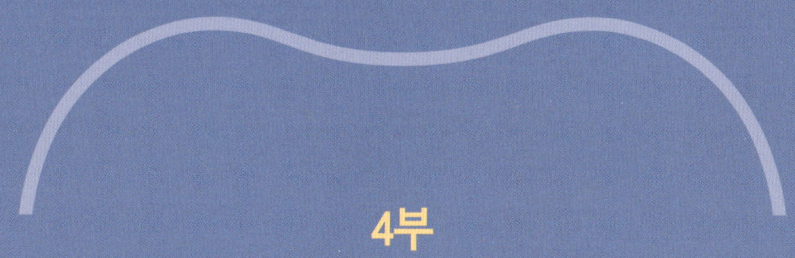

4부

스플린트와 함께하는
평생 구강 건강 습관

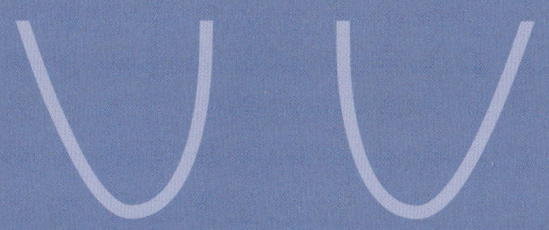

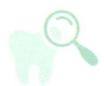

1. 턱관절 질환을 유발하는 나쁜 습관들

턱관절 장애(TMD)의 원인은 다양합니다. 관절의 형태나 부정교합 같은 구조적 문제로 유발되기도 하고, 스트레스 또는 매일 무심코 반복하는 나쁜 습관들이 누적되어 나타나기도 합니다. 턱관절과 주변 근육에 지속적으로 비정상적인 압력과 스트레스를 가하는 습관들은, 턱관절의 균형을 무너뜨리고 통증과 기능 장애를 유발합니다.

스플린트 치료를 통해 턱관절의 구조적인 안정을 되찾더라도, 나쁜 습관들이 지속되면 치료 효과는 오래가지 못하고 증상은 재발합니다. 우리의 턱관절을 망가뜨리고 있는 무의식적인 행동들을 인지하고, 습관을 고쳐야 근본적인 원인을 해결할 수 있습니다.

턱관절에 힘을 가하는 습관

1) 이 악물기(Clenching)와 이갈이(Bruxism)
스트레스, 수면 중 무의식적인 반응, 높은 집중력 등이 주요 원인입니다. 이 악물기는 깨어 있거나 수면하는 중에 치아를 강하게 다물고 있는 습관을 말하며, 이갈이는 주로 수면 중에 치아를 좌우로 갈아 대는 습관입니다. 수면 중에 7~80kg 정도의 비정상적인 압력을 턱관절과 치아에 집중시킵니다. 이러한 압력은 턱 근육의 만성적 긴장을 유발하고, 턱관절 디스크에 심각한 압박을 가하여 이탈을 초래하며, 치아 균열과 보철물 파손의 주범이 됩니다.

치과 검진으로 이러한 습관이 있다는 것을 설명 듣거나, 본인이 습관을 인지하고 있는 경우에는 스플린트 착용을 권합니다. 그리고 깨어 있는 낮 시간 동안에는 'TCH(Tooth Contacting Habit) 해소 훈련', 즉 의식적으로 입술을 다물고 혀끝을 입천장에 대며 윗니와 아랫니를 떼고 있는 습관을 들이는 것이 중요합니다.

2) 질기고 딱딱한 음식 선호

오징어, 껌, 육포 등 장시간 강하게 씹어야 하는 음식을 자주 섭취하거나, 한쪽으로만 씹는 편측 저작 습관이 있을 때 턱관절 장애가 발생할 수 있습니다. 턱 근육이 과도하게 사용되어 피로가 쌓이고, 근육의 과긴장 상태가 지속되면 턱관절에 무리가 발생합니다. 턱관절 증상이 있는 동안은 부드러운 유동식을 위주로 섭취하고, 껌 씹기나 무거운 물건 들기 등 근육을 과도하게 사용하는 구강 악습관을 의식적으로 중단해야 합니다.

턱관절의 구조적 비대칭을 유발하는 습관

1) 턱 괴는 습관(Chin Resting)

책상에 앉아 있거나 TV를 볼 때 손이나 팔로 턱을 받치는 습관입니다. 턱을 괴는 방향의 턱관절에 지속적이고 비정상적인 측방 압력이 가해집니다. 이는 턱관절의 수평 균형을 무너뜨려 디스크의 위치를 이탈시키거나, 한쪽 턱 성장을 과도하게 유도하여 안면 비대칭을 악화시킵니다. 책상이나 테이블에 앉을 때 턱을 괴지 않도록 의식적으로 손을 무릎 위에 두거나, 자세를 바로잡는 노력이 필요합니다.

2) 한쪽으로만 씹는 습관(편측 저작)

한쪽 치아가 아프거나, 보철물 문제, 혹은 단순한 습관으로 한쪽으로만 음식을 씹는 것입니다. 주로 씹는 쪽의 턱 근육이 비대해지고 과부하가 걸리는 반면, 반대쪽 관절은 퇴화하거나 기능이 떨어집니다. 이 불균형한 힘의 분배는 턱관절 중심을 틀어지게 하여 TMD와 안면 비대칭을 유발하는 원인이 됩니다. 의식적으로 양쪽 치아를 번갈아 사용하는 습관을 들이고, 편측 저작을 유발하는 치과 문제(높은 보철물, 충치, 치통)가 있다면 바로 치료를 받아야 합니다.

주변 구조에 영향을 미치는 간접적 습관

턱관절은 목뼈(경추)와 밀접하게 연결되어 있어, 주변 자세 습관도 큰 영향을 미칩니다.

1) 부적절한 수면 자세

엎드려 자는 습관이나, 한쪽으로만 옆으로 누워 자면서 턱이 베개에 장시간 눌리는 자세입니다. 턱관절에 지속적인 압박과 비틀림 스트레스를 가하여 TMD 증상을 유발하거나 악화시킵니다. 천장을 보고 똑바로 자는 자세를 유지하도록 노력하고, 부득이하게 옆으로 잘 경우 턱이 베개에 눌리지 않도록 주의해야 합니다.

2) 스마트폰과 컴퓨터를 볼 때의 잘못된 자세(거북목)

스마트폰이나 컴퓨터 모니터를 볼 때 목을 앞으로 쭉 빼는 거북목 자세나, 목을 심하게 숙이는 자세를 취하는 것입니다. 목의 자세가 틀어지면 턱관절을 지지하는 경추(목뼈) 주변의 근육과 인대가 긴장하게 되며, 이 긴장이 턱 근육으로 전이되어 TMD를 간접적으로 유발합니다. 컴퓨터 모니터의 높이를 눈높이와 맞추고, 스마트폰을 볼 때 고개를 숙이지 않는 습관을 들여야 합니다.

스플린트 치료는 밤새 무의식적으로 발생하는 파괴적인 힘으로부터 턱관절을 보호하고 안정화시키는 구조적인 해결 방법입니다. 그러나 스플린트 치료의 진정한 가치는 환자 스스로가 일상생활의 나쁜 습관들을 교정하여 턱관절 시스템의 균형을 일상적으로 유지하는 데 있습니다. 스플린트를 착용하는 동안 턱관절 통증이 줄어들면, 나쁜 습관이 얼마나 턱관절에 해로운지를 인지하고, 그 습관을 고칠 수 있는 기회를 얻게 됩니다.

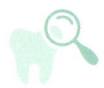

2. 좋은 자세와 호흡,
혀 위치를 신경 써야 하는 이유

환자들은 흔히 턱관절 장애의 원인이 주로 아픈 곳 주변 치아나 턱에 있다고 생각하기 쉽습니다. 하지만 턱관절은 목뼈(경추), 머리뼈(두개골), 심지어 척추와 골반의 자세에까지 밀접하게 연결된 관절 시스템의 일부입니다. 좋은 자세, 올바른 호흡, 그리고 혀의 좋은 위치는 이러한 시스템의 균형을 우리가 의식하지 않더라도 잘 유지할 수 있는 조절 장치의 역할을 합니다.

스플린트 치료가 턱관절 시스템 내부의 힘을 바로잡는 구조적인 해결책이라면, 앞서 말씀드린 세 가지 습관(자세, 호흡, 혀)은 턱관절에 가해지는 외부적 스트레스와 불균형을 되돌릴 수 있는 자연 치료법입니다. 이 세 가지 습관을 교정하지 않고는 스플린트 치료의 성공을 보장하기 어렵습니다. 마치 식단 조절을 하지 않고도 체중이 조절되기 원하는 것과 같습니다.

좋은 자세(경추와 턱관절의 상관관계)

턱관절의 안정성은 목뼈, 즉 경추의 자세에 의해 크게 좌우됩니다.

1) 거북목의 문제점

우리가 목을 앞으로 빼는 '거북목(Forward Head Posture)' 자세를 취하면, 머리의 무게 중심이 앞으로 쏠립니다. 우리 몸은 이 쏠린 머리를 지탱하고 시선을 수평으로 유지하기 위해, 목 뒤쪽 근육뿐만 아니라 턱 근육에도 비정상적인 힘을 가하여 턱을 뒤로 당기는 보상 작용을 일으킵니다. 이 보상 작용으로 인해 턱 주변의 근육(측두근, 이복근 등)이 만성적으로 긴장 상태에 놓이고, 이는 턱관절 장애의 통증과 근육 피로를 악화시킵니다. 턱이 뒤로 밀리면서 턱관절 내부의 디스크(관절 원판)에 가해지는 압력이 증가하고, 디스크가 제자리를 이탈하기 쉬워져 턱관절 소리나 통증이 발생합니다.

2) 올바른 자세란?

귀가 어깨 중앙선과 일직선상에 놓이고, 턱 끝이 자연스럽게 당겨진 중립 자세(Neutral Posture)를 유지해야 합니다. 자세가 바로잡히면 경추와 턱관절 주변 근육이 이완되고, 스플린트가 유도하는 턱관절의 안정적인 위치가 전신의 안정적인 기반 위에서 유지될 수 있습니다.

올바른 호흡(구강 호흡의 위험성)

우리는 호흡을 폐의 문제로만 생각하지만, 호흡 방식은 턱관절 건강에 직접적인 영향을 미칩니다.

1) 구강 호흡(입 호흡)의 문제점

코가 아닌 입으로 숨을 쉬게 되면, 혀가 아래로 처지게 되고(혀 저위), 턱 근육은 입을 벌리기 위해 항상 아래로 당겨진 상태를 유지하게 됩니다. 밤새 턱 근육이 긴장된 상태로 있으면서, 근육 피로와 턱관절 장애 증상을 유발합니다. 특히 성장기 어린이의 경우 구강 호흡은 턱의 비정상적인 성장을 유도하여 부정교합과 안면 비대칭을 만듭니다.

2) 비강 호흡(코 호흡)의 중요성

코로 호흡하면 혀가 자연스럽게 입천장(구개)에 붙어 혀의 올바른 위치를 유지하게 됩니다. 혀가 입천장을 지지함으로써 턱관절 주변의 근육이 이완되고, 턱의 휴식 공간이 확보되어 턱관절 장애 예방에 큰 도움이 됩니다. 알레르기나 구조적인 문제로 코 호흡이 어렵다면 이비인후과 치료를 병행하고, 의식적으로 입을 다물고 코로 숨 쉬는 훈련을 지속해야 합니다.

혀의 올바른 위치(가장 강력한 자연 안정 장치)

혀는 구강 내에서 가장 크고 강력한 근육이며, 혀의 위치는 턱관절의 안정성을 결정짓는 가장 강력하고 자연적인 안정 장치입니다.

1) 혀 저위(Low tongue posture)와 혀 내밀기(Tongue Thrusting)

혀가 정상 위치에 비해서 아랫니 뒤쪽으로 있거나, 씹거나 삼킬 때 혀가 앞니를 미는 습관을 말합니다. 혀 저위는 아래턱 근육과 목 근육의 긴장을 유발하고, 혀의 지지력이 사라져 턱관절이 불안정해집니다. 또한, 음식을 삼킬 때 치아를 지속적으로 밀게 되면 개방교합(위아래 앞니가 안 닿는 교합) 또는 교정 후 치아가 다시 틀어지는 현상이 발생합니다.

2) 혀의 올바른 위치(N-Spot)

혀끝이 윗니 바로 뒤쪽의 입천장(구개)에 살짝 닿아 있는 위치를 유지해야 합니다. 이를 N-Spot 또는 휴식 자세(Resting Posture)라고 합니다. 혀가 입천장을 지지하면 턱 근육이 편안하게 이완되고, 근육이 이완되면 윗니와 아랫니 사이에 미세한 공간이 확보되어 이 악물기를 방지합니다. 이 자세는 턱관절을 가장 안정적인 위치에 놓이게 합니다.

스플린트 치료를 통해 턱관절에 가해지는 힘을 조절하더라도, 거북목 자세로 턱을 뒤로 당기고, 구강 호흡으로 혀를 처지게 만든다면 턱관절은 계속해서 외부 스트레스에 시달릴 수밖에 없습니다. 스플린트가 파괴적인 힘으로부터 당신의 턱을 물리적으로 방어하는 장치라면, 좋은 자세, 비강 호흡, 혀의 올바른 위치는 스스로 몸 안에서부터 턱관절의 안정성을 확보하는 건강 습관입니다.

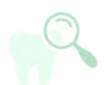

3. 잠잘 때 자세가 턱에 미치는 영향과 수면 위생의 중요성

낮 동안 우리는 의식적으로 이를 꽉 물지 않으려 노력하고, 나쁜 자세를 고쳐 앉을 수 있습니다. 그러나 잠이 드는 순간, 우리의 의식은 통제력을 잃고 턱관절은 무방비 상태가 되어, 수면 자세나 수면 환경이 턱관절 시스템에 영향을 끼치게 됩니다. 놀랍게도 턱관절 장애(TMD) 증상의 악화와 치아 파괴의 90% 이상은 우리가 잠든 사이 발생합니다. 턱관절 장애 환자 중 상당수는 잘못된 수면 자세로 인해 증상이 시작되거나, 악화되는 악순환을 경험합니다.

잠잘 때의 자세는 턱관절에 가해지는 물리적인 압력을 결정하며, 수면의 질(수면 위생)은 이갈이 및 이 악물기와 같은 무의식적인 파괴 습관을 유발하는 핵심 요소입니다. 스플린트 치료의 효과를 극대화하고 턱관절을 보호하려면, 수면 위생을 철저히 관리해야 합니다.

턱관절에 문제를 일으키는 최악의 수면 자세

수면 중 턱관절에 불필요한 압력과 힘을 가하여 턱관절 장애를 유발시키는 자세는 다음과 같습니다.

1) 엎드려 자는 자세(Prone Position)

엎드려 자면 목이 한쪽으로 완전히 꺾이고, 턱관절이 베개에 강하게 눌린 상태로 유지됩니다. 이 자세는 턱관절 디스크에 가장 심각한 압박을 가하여 디스크의 이탈을 가속화하고, 턱관절 내부의 염증을 유발할 수 있습니다. 아침에 일어났을 때 턱관절 부위의 심한 통증과 함께 개구 제한(입 벌리기 어려움)이 나타나기 쉽습니다.

2) 한쪽으로만 눕는 자세(Side Sleeping)

옆으로 누울 때 아래쪽에 놓인 턱이 베개에 의해 지속적으로 밀리면서 비틀림이 발생합니다. 턱관절 중심이 틀어지고, 눌린 쪽의 턱 근육에 하중이 가해져 근육의 이완을 방해합니다. 특히 편측 저작(한쪽으로만 씹는 습관)이 있는 경우, 이 자세는 안면 비대칭을 악화시키고 턱관절 증상을 한쪽으로만 집중시키는 결과를 초래합니다.

3) 손으로 턱을 괴고 자는 습관

소파나 침대에서 잠이 들 때 무의식적으로 손이나 팔을 턱 밑에 받치고 자는 습관은 깨어 있을 때 턱을 괴는 것보다 훨씬 위험합니다. 잠든 상태에서 장시간 강한 압력이 한쪽 턱관절에 집중되기 때문입니다. 턱관절이 이탈되거나 관절 내 연골이 손상될 위험이 높아집니다.

턱관절에 가장 이상적인 수면 자세: 천장 보고 바로 누워 자기

턱관절에 가장 스트레스가 적고 근육 이완에 유리한 자세는 천장을 보고 똑바로 누워 자는 자세(Supine Position)입니다. 턱관절이 중력의 영향을 최소한으로 받으며 가장 자연스럽고 안정적인 위치에 놓이게 됩니다. 목과 척추가 일직선상에 놓여 경추의 긴장이 해소되므로, 턱관절 주변 근육도 이완되어 스플린트 치료 효과를 높일 수 있습니다.

머리와 목을 적절히 지지하여 경추의 중립 자세를 유지시켜 주는 높이와 형태의 베개를 사용하는 것이 중요합니다. 너무 높은 베개는 턱을 숙이게 하여 턱관절에 부담을 줍니다. 자는 동안 입을 벌리고 자는(구강 호흡) 습관은 턱관절을 뒤로 밀리고 아래로 처지게 합니다. 의료용 테이프를 이용해 입을 다물고 코로 숨 쉬는 습관을 들이면 턱관절 안정에 큰 도움이 됩니다.

수면 위생(Sleep Hygiene)과 이갈이/이 악물기의 상관관계

수면의 '질'이 떨어지는 것(수면 위생 불량)은 수면 중 발생하는 이갈이(Bruxism)와 이 악물기(Clenching)와 같은 무의식적인 파괴 습관을 유발하는 주요 원인입니다.

1) 수면 방해 요소와 이갈이의 관계

이갈이는 주로 얕은 잠(NREM) 단계에서 발생하며, 수면 중 각성 반응과 관련이 깊습니다. 수면의 질을 저해하는 모든 요소는 각성 반응을 유도하여 이갈이 발생 빈도를 높입니다. 늦은 오후의 커피나 야식으로 인한 위장 활동은 뇌를 각성 상태로 유지하여, 밤새 턱 근육이 긴장하도록 유도합니다. 불규칙한 수면 시간은 생체 리듬을 깨뜨리고, 과도한 카페인/알코올 섭취는 수면 구조를 불안정하게 만들어 얕은 잠을 늘립니다. 특히, 취침 전 스마트폰/TV를 시청하는 것은 블루라이트가 멜라토닌 분비를 방해하여 수면의 질을 떨어뜨립니다.

2) 수면 위생 개선의 중요성

수면의 질을 높여 깊은 잠(Deep Sleep)의 비중을 늘리는 것이 이갈이 발생 빈도를 줄이는 간접적인 방법입니다.

매일 일정한 시간에 잠자리에 들고, 취침 1시간 전에는 전자기기 사용을 중단하고 조명을 어둡게 합니다. 침실 온도를 쾌적하게(약 18~20°C) 유지하는 것도 도움이 됩니다.

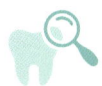

4. 만병의 근원, 스트레스

"스트레스는 만병의 근원입니다." 너무나 흔한 말이지만, 치과 영역, 특히 턱관절 질환에 있어서 이 명제는 단순한 비유가 아닌 명백한 생리학적 사실입니다. 환자들은 종종 묻습니다. "저는 턱을 다친 적도 없고, 딱딱한 것도 안 먹는데 왜 턱이 아픈가요?"

그 답은 바로 뇌(Brain)에 있습니다. 사람의 턱 근육(저작근)은 신체 근육 중 뇌의 감정 중추와 가장 밀접하게 연결된 기관입니다. 우리가 분노, 불안, 긴장, 공포를 느낄 때 뇌가 시키는 반응은 가장 먼저 이을 꽉 깨무는 신체적 반응으로 나타납니다.

스트레스와 턱관절의 연결 고리: 변연계와 감마 시스템

그럼 왜 하필 턱일까요? 스트레스가 턱관절을 파괴하는 과정은 매우 정교한 신경학적 메커니즘을 따릅니다.

1) 뇌의 변연계(Limbic System)와 구강

인간의 뇌 깊은 곳에는 감정과 본능을 담당하는 변연계가 있습니다. 스트레스를 받으면 변연계가 활성화되는데, 이 변연계는 해부학적으로 구강 및 턱 근육을 지배하는 신경(삼차신경)과 매우 가깝게 연결되어 있습니다. 과거 인류에게 구강은 공격(물어뜯기)과 방어의 수단이었습니다. 따라서 스트레스를 받으면(적을 만나면) 본능적으로 턱에 힘을 주어 무기를 준비하는 메커니즘이 우리 유전자에 각인되어 있습니다.

2) 감마-유출(Gamma-efferent) 시스템의 폭주

스트레스 상황에서 우리 몸은 교감신경을 항진시킵니다. 이때 뇌는 '감마-유출 시스템'을 통해 턱 근육 속에 있는 근방추(Muscle Spindle)의 민감도를 극도로 높입니다. 근육이 예민해지면 평소라면 반응하지 않을 아주 작은 자극(치아의 가벼운 접촉, 스치는 느낌)에도 턱 근육은 폭발적인 수축 반응을 일으킵니다. 스트레스를 받은 날, 유난히 턱이 뻐근하고 이가 시린 이유는 뇌가 턱 근육을 '상시 전투 태세'로 만들어 놓았기 때문입니다.

스트레스와 이 악물기(Clenching)

스트레스가 턱관절을 망가뜨리는 가장 흔한 방식은 '이 악물기(Clenching)'입니다. 이는 현대인이 본인도 모르게 스트레스를 해소하거나 참아내는 방식입니다.

1) 억눌린 감정의 배출구

스트레스를 받으면 소리를 지르거나 몸을 움직여 에너지를 발산해야 합니다. 하지만 현대 사회, 특히 직장이나 학교에서는 감정을 표출할 수 없습니다. 갈 곳 잃은 스트레스 에너지는 결국 입을 굳게 다물고 어금니를 꽉 깨무는 행위로 내부에서 소화됩니다.

2) 업무 집중과 긴장의 동반자

우리가 무언가에 고도로 집중할 때(업무, 운전, 게임 등), 스트레스 호르몬인 코르티솔이 분비되며 무의식적으로 이를 악물게 됩니다. 이를 '주간 이 악물기'라고 합니다. 낮 동안 축적된 근육의 긴장은 사라지지 않고 밤으로 이어져, 수면 중 더욱 강력하고 파괴적인 이갈이로 나타납니다. 스트레스가 많은 시기에 이갈이가 심해지는 것은 과학적으로 입증된 사실입니다.

스트레스가 만드는 악순환의 고리

스트레스로 시작된 턱관절 질환은 다시 스트레스를 유발하는 악순환을 만듭니다.

- 정신적 스트레스 발생: 업무, 관계, 불안 등.
- 근육 긴장 및 이 악물기: 뇌의 명령으로 턱 근육 과긴장.
- 통증 및 기능 장애: 턱관절 통증, 두통, 개구 장애 발생.
- 2차 스트레스(신체화): "왜 턱이 안 벌어지지?", "계속 아프네"라는 불안감이 새로운 스트레스원이 됨.

- 증상 악화: 통증에 대한 예민도가 높아지며(중추성 감작), 작은 통증도 극심하게 느낌.

이런 악순환의 고리를 어디에선가 차단해야 합니다. 치과의사가 직장 상사를 없애 주거나, 업무 스트레스를 사라지게 해 줄 수는 없습니다. 스트레스의 원인은 치과의 영역 밖입니다. 하지만 스트레스가 신체를 파괴하는 결과를 차단하는 것은 치과 치료, 바로 스플린트의 영역입니다.

1) 물리적 연결 고리의 차단

스플린트는 스트레스를 받은 뇌가 턱 근육에게 "꽉 깨물어!"라고 명령할 때, 그 명령이 치아 파괴와 관절 손상으로 이어지지 않도록 중간에서 차단하는 역할을 합니다. 스플린트를 장착하면 교합이 이격되고 근육이 강제로 이완되면서, 뇌로 가는 감각 신호(피드백)가 변화합니다. "지금은 씹을 때가 아니다"라는 신호를 뇌에 역으로 보내어 근육의 긴장 모드를 해제시킵니다.

2) 뇌의 휴식 유도

스플린트를 통해 턱 근육의 긴장이 풀리면, 뇌는 신체가 이완되었다고 인식합니다. 이는 역설적으로 정신적인 긴장감을 낮추는 효과를 가져옵니다. 턱이 편안해지면 잠을 깊게 잘 수 있고, 수면의 질이 높아지면 스트레스 저항력이 생깁니다.

현대 사회에서 스트레스를 완벽하게 피하는 것은 불가능합니다. 스트레스가 만병의 근원이라면, 우리는 그 근원이 우리 몸, 특히 턱관절이라는 약한 고리를 끊어내지 못하도록 방어막을 세워야 합니다. "스트레스를 받지 마세요"라는 의사의 말은 공허할 수 있습니다. 하지만 "스트레스를 받을 때 당신의 턱이 견뎌 낼 수 있도록 스플린트로 보호합시다"라는 말은 실질적이고 구체적인 처방이 됩니다. 스플린트 치료는 치열한 삶의 현장에서 스트레스를 견뎌 내는 동안, 소중한 치아와 턱관절만큼은 그 스트레스의 희생양이 되지 않도록 지켜 주는 든든한 방어막입니다.

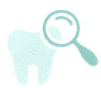

5. 집에서 따라 하는 턱관절 이완 운동
(6×6×6 운동법)

　우리가 발목을 삐거나 허리를 다치면 병원 치료와 함께 반드시 '물리치료'와 '재활 운동'을 병행합니다. 굳어진 근육을 풀어 주고 약해진 인대를 강화해야만 통증이 사라지고 재발을 막을 수 있기 때문입니다. 턱관절도 마찬가지입니다. 스플린트가 턱관절을 보호하는 '깁스'나 '목발' 역할을 한다면, 턱관절 운동은 굳어진 턱 근육을 유연하게 만들고 관절의 가동 범위를 정상화시키는 '재활 운동'입니다. 병원에서 치료받는 시간은 기껏해야 일주일에 한 두 시간이지만, 집에서 보내는 시간은 훨씬 깁니다. 안전하고 쉽게 할 수 있는 자가 치료법, 바로 '6×6×6 운동법'을 소개합니다.

6×6×6 운동법이란?

　이 운동법의 핵심은 '혀의 위치를 고정한 채 턱관절을 회전시키는 것'입니다. 이를 통해 턱관절 디스크가 빠져나가지 않는 안전한 범위 내에서 근육을 이완시키고 관절의 기능을 회복합니다. 이름이 '6×6×6'인 이유는 기억하기 쉬운 실천 루틴 때문입니다.

- 하루에 6번(아침, 점심, 저녁 식사 전후 또는 일과 중)
- 한 번 할 때 6회 반복
- 한 동작을 6초간 유지

1) 준비 자세: 혀의 안정위(N-Spot) 찾기
- 허리를 펴고 턱을 가볍게 몸 쪽으로 당깁니다(거북목 교정).
- 혀끝을 위 앞니 바로 뒤쪽의 입천장 볼록한 부위(치경부)에 가볍게 댑니다.
- 이때 혀끝이 윗니 치아에 닿지 않도록 주의합니다(알파벳 'N' 발음을 할 때 혀의 위치와 같습니다).

2) 입 벌리기: 혀가 떨어지지 않을 때까지만
- 혀끝을 입천장(N-Spot)에서 절대로 떼지 않은 상태를 유지하며 입을 천천히 벌립니다.
- 혀가 입천장에 붙어 있으면 입을 크게 벌릴 수 없습니다. 약 2~3cm(손가락 두 개 정도 들어갈 높이) 정도 벌어지는 것이 정상입니다.
- 이 범위까지 입을 벌리게 되면 턱관절이 앞으로 미끄러져 나가지 않고, 제자리에서 '회전(Rotation)'만 하는 구역입니다.

3) 6초 동안 유지하기
- 혀가 떨어지기 직전, 귀 앞쪽 턱관절 부위와 뺨 근육이 약간 뻐근하게 당겨지는 느낌이 드는 지점에서 멈춥니다.
- 그 상태로 6초간 유지합니다(속으로 하나, 둘… 여섯을 셉니다).

- 이때 턱이 좌우로 틀어지지 않고 수직으로 벌어지도록 거울을 보며 확인합니다.

4) 천천히 다물기
- 힘을 빼고 천천히 입을 다물어 준비 자세로 돌아옵니다.
- 이 과정을 6회 반복합니다. 이것이 1세트입니다.

'6×6×6 운동'이 턱관절에 좋은 이유?

이 단순해 보이는 동작에는 놀라운 턱관절 생체 역학(Biomechanics)의 비밀이 숨겨져 있습니다.

1) 디스크의 이탈 방지(회전 운동 유도)
턱관절 소리가 나거나 통증이 있는 환자는 입을 벌릴 때 턱뼈가 과도하게 앞으로 튀어 나가는 경향이 있습니다. 이때 디스크가 뼈 사이에서 빠져나오며 '딱' 소리가 납니다. 혀를 입천장에 붙이고 입을 벌리면, 해부학적으로 턱뼈가 앞으로 튀어 나가는 것(활주 운동)이 제한되고, 제자리에서 도는 것(회전 운동)만 가능해집니다. 즉, 디스크가 빠지지 않는 가장 안전한 범위 내에서 관절을 움직이게 하여 기능을 회복시키는 원리입니다.

2) 저작근의 스트레칭과 이완
입을 벌리고 버티는 동작은 평소 꽉 깨물어서 단축되어 있던 교근(뺨 근육)과 측두근(옆머리 근육)을 부드럽게 스트레칭해 줍니다. 이는 근육의 길이를 정상화하고 혈류량을 늘려 통증 물질을 씻어냅니다.

3) 뇌의 재교육(Proprioception)

턱관절 환자의 뇌는 '비정상적인 턱 움직임'을 정상으로 착각하고 있습니다. 6×6×6 운동은 "이것이 턱의 올바른 움직임이야"라고 뇌에게 반복적으로 신호를 보내, 턱관절의 바른 길(경로)을 다시 학습시키는 과정입니다.

주의사항: "통증이 있으면 멈추세요"

아무리 좋은 운동도 과하면 독이 됩니다. 다음 주의사항을 반드시 지켜야 합니다.

- 운동 중 턱관절에 찌릿한 통증이 느껴진다면 즉시 멈추거나, 통증이 없는 범위까지만 입을 벌려야 합니다. "아파야 효과가 있다"는 생각은 턱관절을 망가뜨립니다.
- 입을 벌릴 때 '딱' 소리가 난다면, 소리가 나기 직전까지만 벌려야 합니다. 소리가 난다는 것은 이미 디스크가 빠졌다는 뜻이므로 운동 효과가 반감됩니다.
- 입을 1cm도 벌리기 힘들 정도로 통증이 극심한 급성 염증 상태에서는 억지로 운동하지 말고, 온찜질과 휴식을 취하거나 치과 치료를 받아야 합니다.

턱관절 장애는 하루아침에 생기는 질병이 아니기 때문에, 하루아침에 낫지 않습니다. 하지만 매일 6번, 6회, 6초의 운동으로 굳어 버린 턱관절을 유연하게 만들어 줍니다. 스플린트가 잠을 자고 있는 밤 동안에 우리의 턱을 지켜 준다면, 깨어 있는 시간에는 6×6×6 운동으로 턱관절을 스트레칭하세요. 아침에 일어나서 한 번, 아침식사 후 한 번, 점심식사 후 한 번, 업무 중 스트레스 받을 때 한 번, 저녁식사 전 한 번, 잠자기 전 한 번, 이렇게 6번만 투자하면 턱관절 근육을 좀 더 편안하게 만들 수 있습니다.

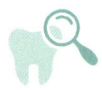

6. 턱관절 치료의 끝은 어디인가?

턱관절 치료를 위해 스플린트를 장착하는 환자들이 진료실에서 가장 많이 묻는 질문이 있습니다.

"선생님, 저 언제 다 낫나요? 언제까지 이 장치를 끼고 자야 하나요?"

환자들의 마음속 '완치'란, 감기가 낫듯이 통증이 싹 사라지고, 다시는 병원에 오지 않아도 되며, 스플린트를 더이상 끼지 않아도 되는 상태를 의미할 것입니다. 하지만 턱관절 치료의 현실은 조금 다릅니다. 턱관절 질환은 부러진 뼈가 붙으면 끝나는 '일회성 외상'보다는, 평생 조절하며 살아가야 하는 당뇨나 고혈압 같은 '만성 관리 질환'에 가깝습니다.

턱관절 치료의 목표: '복원'이 아닌 '적응'

턱관절 치료의 목표는 20대 때의 건강하고 쌩쌩했던 관절로 되돌아가는 '원상 복구'가 아닙니다. 이미 마모되고 형태가 변한 턱관절 뼈와 늘어난 인대는 새것처럼 돌아오지 않습니다.

스플린트 치료의 목표는 '적응(Adaptation)'과 '기능 회복'입니다. 턱관절 디스크가 조금 빠져 있거나 뼈의 마모가 있더라도, 입을 벌리고 씹는 데 통증이 없고, 일상생활에 지장이 없으며, 더 이상의 파괴가 진행되지 않는 상태를 만드는 것입니다. 스플린트를 통해 턱관절에 가해지는 해로운 힘을 제거하면, 우리 몸은 관절 뼈의 표면을 단단하게 다듬고 새로운 환경에 적응하는 '치유적 리모델링' 과정을 거칩니다. 비록 모양은 예전과 다를지라도, 기능적으로는 튼튼하고 아프지 않은 관절이 되는 것, 이것이 치료의 1차 목표입니다.

턱관절 치료의 단계: '적극적 치료'에서 '유지 관리'로

스플린트 치료는 크게 두 단계로 나눕니다. 환자들이 말하는 "치료 끝"은 보통 1단계의 종료를 의미하지만, 의학적인 관점에서는 2단계가 평생 지속되어야 합니다.

1) 1단계: 적극적 치료기(Active Treatment Phase)

- 보통 3개월에서 6개월.
- 통증이 심하고 입이 안 벌어지는 시기입니다. 이때는 매일 밤 스플린트를 착용해야 하며, 1~2주 간격으로 치과에 내원하여 정밀 교합 조정을 받아야 합니다.
- 통증이 사라지고, 입이 정상 범위(40mm 이상)로 벌어지며, 스플린트 조정 시 더 이상 교합 변화가 없이 턱 위치가 안정되었을 때 이 단계가 종료됩니다.

2) 2단계: 유지 관리기(Maintenance Phase)

- 통증이 사라졌다고 해서 스플린트를 안 쓰면 안 됩니다. 턱관절 질환의 원인인 이갈이, 이 악물기, 스트레스는 평생 우리를 따라다니는 그림자와 같습니다.
- 증상이 안정되면 의사의 지시에 따라 스플린트 착용 횟수를 주 2~3회로 줄이거나, 스트레스가 심한 날, 몸이 피곤한 날, 술 마신 날에만 선택적으로 착용하는 방식으로 전환합니다.
- 이때의 스플린트는 치료가 아닌, 재발을 막는 보험이 됩니다.

스플린트는 안경과 같은 '평생의 동반자'

스플린트를 평생 껴야 한다는 말에 좌절할 필요는 없습니다. 이를 안경에 비유해 본다면 시력이 나쁜 사람이 안경을 쓴다고 해서 눈의 시력 자체가 좋아지지는 않지만, 안경을 쓰는 동안은 선명하게 볼 수 있습니다. 안경이 불편하다고 벗어 버리면 다시 앞이 흐려지게 보일 겁니다. 우리는 안경을 평생의 '짐'이라고 생각하기보다, 내 눈을 도와주는 '고마운 도구'로 받아들입니다. 스플린트도 안경과 마찬가지로 턱관절을 도와주는 고마운 도구입니다.

턱관절 치료의 진정한 졸업은 환자 스스로가 자신의 턱 상태를 이해하고 관리할 수 있는 능력을 갖추었을 때입니다.

"아, 요즘 야근을 많이 했더니 턱이 뻐근하네. 오늘은 스플린트를 꼭 끼고 자야겠다."

"턱에서 소리가 나려고 하네. 질긴 음식은 피하고 오늘 저녁엔 온찜질과 6×6×6 운동을 해야지."

이처럼 병원에 가지 않고도 자신의 컨디션에 맞춰 스플린트 착용과 생활 습관을 조절하는 것을 턱관절 치료의 완성이라고 생각합니다.

턱관절 치료의 끝은 '스플린트와의 이별'이 아닙니다. 스트레스가 많은 현대 사회에서, 맨몸으로 그 힘을 받아내는 턱관절은 언젠가 다시 통증과 장애가 나타나게 됩니다. 하지만 이제는 그 힘을 막아 낼 지식(습관 교정)과 도구(스플린트)가 있습니다. 밤마다 장치를 껴야 하는 불편함이 있더라도 통증 없이 밥을 먹고, 편안하게 하품을 하고, 아침에 개운하게 일어날 수 있는 것이 턱관절 치료의 성공이라 할 수 있습니다.

드림치
웰니스북

ⓒ 정세현, 2026

초판 1쇄 발행 2026년 4월 1일

지은이   정세현
펴낸이   이기봉
편집   좋은땅 편집팀
펴낸곳   도서출판 좋은땅
주소   서울특별시 마포구 양화로12길 26 지월드빌딩 (서교동 395-7)
전화   02)374-8616~7
팩스   02)374-8614
이메일   gworldbook@naver.com
홈페이지   www.g-world.co.kr

ISBN   979-11-388-5857-1 (03510)